Hans Tilscher · Manfred Eder

Wirbelsäulenschule aus ganzheitsmedizinischer Sicht

Die Autoren:

Hans Tilscher, Prim. Univ.-Prof. Dr. med.,

1935 in Wien geboren, studierte dort Medizin und promovierte 1961. Seit 1969 Facharzt für Orthopädie und seit 1971 Primarius der Abteilung für Konservative Orthopädie und Rehabilitation im Orthopädischen Spital Wien, von 1969 bis 1982 Leiter der Neuro-Orthopädischen Ambulanz an der Neurologischen Universitätsklinik. Ausbildung in Manueller Medizin. Seit 1969 erteilt er selbst Kurse innerhalb der FAC, später innerhalb der Österreichischen Ärztegesellschaft für Manuelle Medizin. Im Jahre 1982 erhielt er die Venia docendi für die Konservative Orthopädie unter besonderer Berücksichtigung der Manuellen Medizin, seit 1988 Univ.-Professor. Seit 1973 Leiter eines Ludwig-Boltzmann-Instituts. Er hat 220 Publikationen verfaßt, darunter zehn weitere Bücher.
Besondere Interessen: Entstehung von Lumbalsyndromen, Maximalpunkte und Akupunktur, vertebragene Schmerzsyndrome, ihre Behandlung, Prävention und Rehabilitation.

Manfred Eder, Univ.-Prof. Dr. med.,

1927 in Graz geboren, dort Medizinstudium. Promotion 1952, anschließend in verschiedenen Kliniken tätig. 1956 Niederlassung in Graz, Spezialisierung auf Erkrankungen des Bewegungsapparates. Intensive Beschäftigung mit der Manuellen Medizin, Physiotherapie, Kinesiologie und Rehabilitationsmedizin. Aus seiner Feder stammen über 100 wissenschaftliche Publikationen, darunter acht weitere Bücher. 1972 Lehrauftrag an der medizinischen Fakultät der Universität Graz, im Jahr 1984 wurde ihm die Venia docendi verliehen.
Seine Interessen sind: Erkrankungen der Wirbelsäule, Diagnostik und Therapie, insbesondere Chirotherapie.

Hans Tilscher • Manfred Eder

Wirbelsäulenschule aus ganzheitsmedizinischer Sicht

Praktisches Lehrbuch für Ärzte, Physiotherapeuten und Betroffene

2., überarbeitete Auflage

Hippokrates

Die Deutsche Bibliothek – CIP-Einheitsaufnahme
Tilscher, Hans:
Wirbelsäulenschule aus ganzheitsmedizinischer Sicht : praktisches Lehrbuch für Ärzte, Physiotherapeuten und Betroffene / Hans Tilscher ; Manfred Eder. – 2., überarb. Aufl. – Stuttgart : Hippokrates-Verl., 1999
ISBN 3-7773-1256-8

Anschrift der Verfasser:

Prim. Univ.-Prof. Dr. med. Hans Tilscher
Orthopädisches Spital
Speisinger Straße 109
A-1134 Wien

Univ.-Prof. Dr. med. Manfred Eder
Schönaugasse 4
A-8010 Graz

1. Auflage 1994
2. Auflage 1999

Wichtiger Hinweis
Wie jede Wissenschaft ist die Medizin ständigen Entwicklungen unterworfen. Forschung und klinische Erfahrung erweitern unsere Erkenntnisse, insbesondere was Behandlung und medikamentöse Therapie anbelangt. Soweit in diesem Werk eine Dosierung oder Applikation erwähnt wird, darf der Leser zwar darauf vertrauen, daß Autoren, Herausgeber und Verlag große Sorgfalt darauf verwandt haben, daß diese Angabe dem Wissensstand bei Fertigstellung des Werkes entspricht. Für Angaben über Dosierungsanweisungen und Applikationsformen kann vom Verlag jedoch keine Gewähr übernommen werden.
Jede Dosierung oder Applikation erfolgt auf eigene Gefahr des Benutzers. Autoren und Verlag appellieren an jeden Benutzer, ihm etwa auffallende Ungenauigkeiten dem Verlag mitzuteilen.

ISBN 3-7773-1256-8

Printed in Germany 1999
Satz und Reproduktion: Fotosatz Sauter GmbH, Donzdorf
Druck: Druckerei Schäuble, Stuttgart

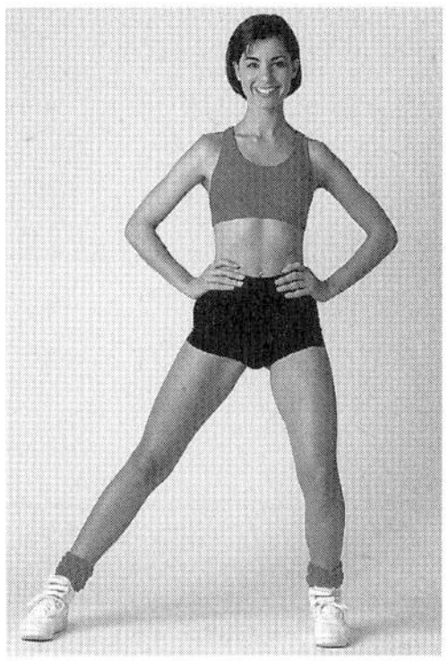

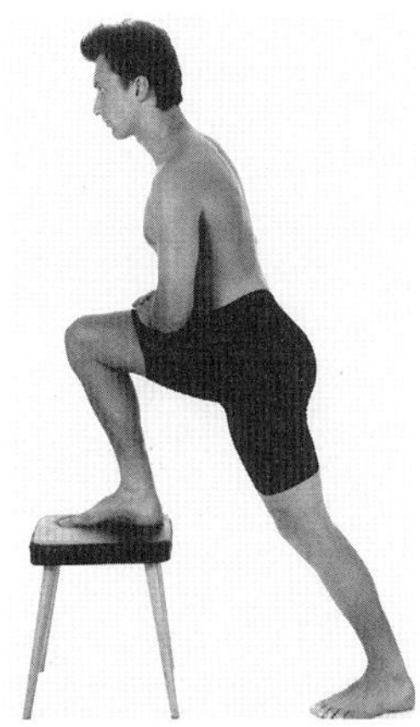

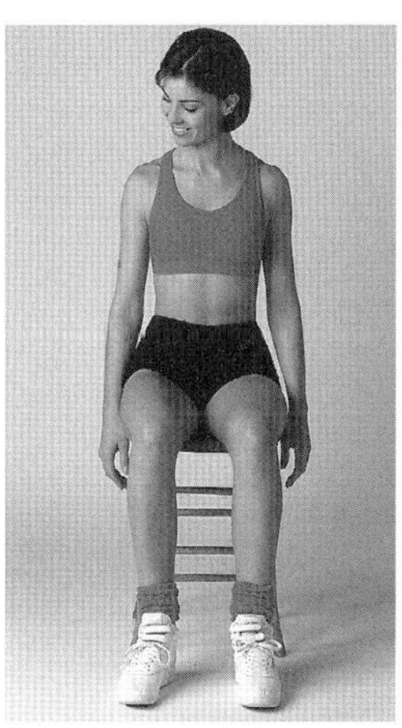

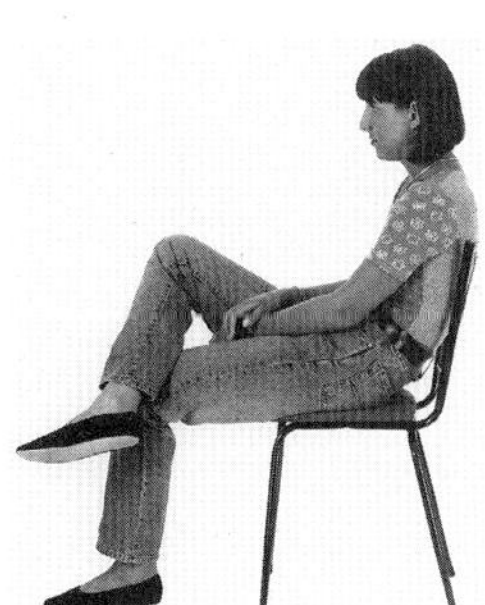

Inhaltsverzeichnis

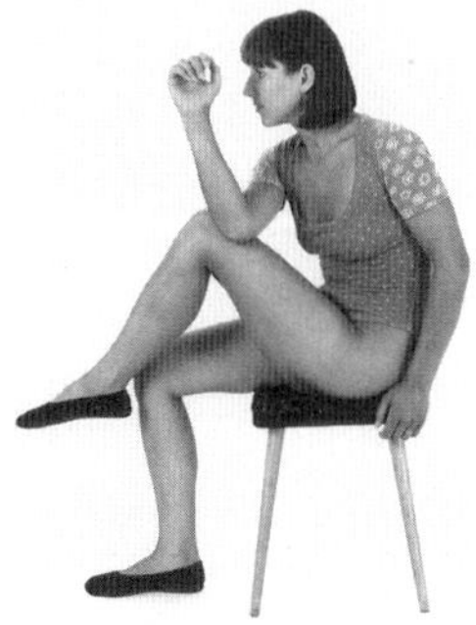

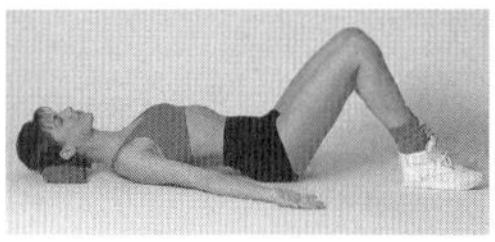

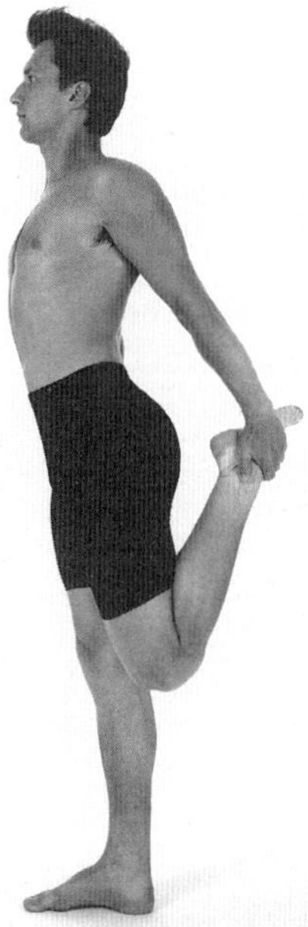

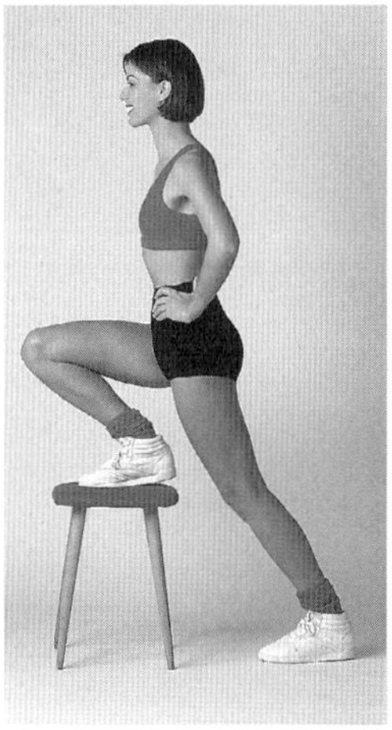

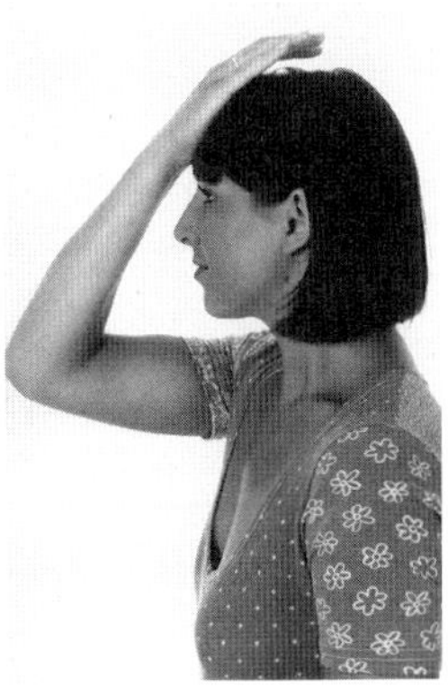

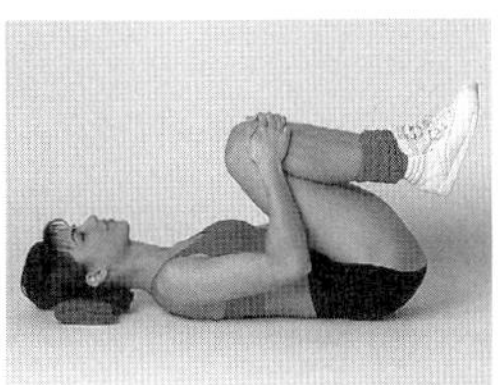

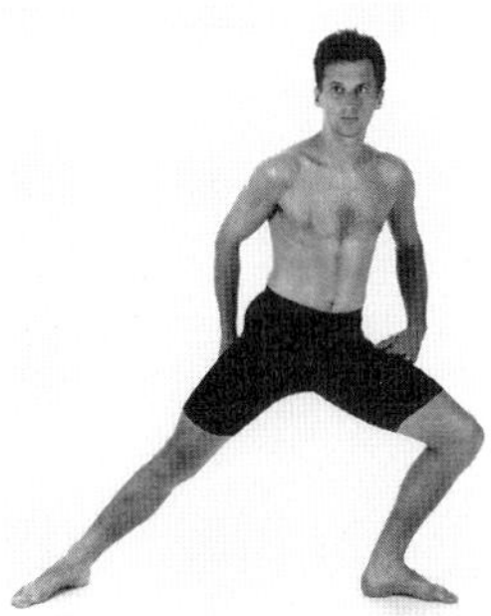

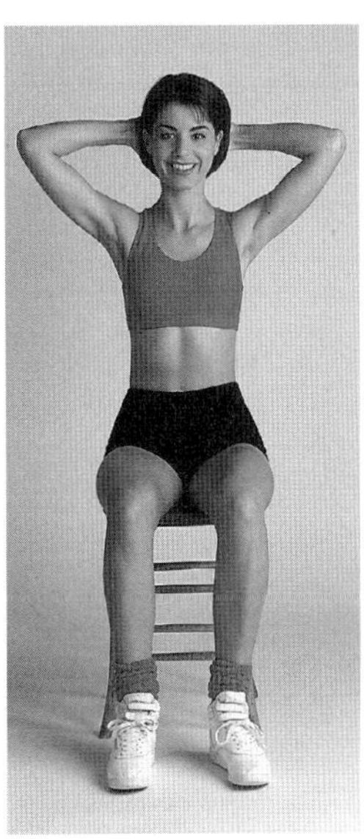

Vorwort zur 2. Auflage

Wir freuen uns, daß Bedarf für ein praxistaugliches Konzept besteht. Sowohl für den persönlichen Gebrauch als auch zu Schulungszwecken findet unser Buch Einsatz und Anklang. Wir haben die Kapitelabfolge neu geordnet, den Text überarbeitet und das Kapitel »Die tägliche Gymnastik« mit neuen instruktiven Bildern bestückt. Jetzt hoffen wir auf gute Resonanz bei unseren Leserinnen und Lesern.

Wien, Graz
im Mai 1999

H. Tilscher
M. Eder

Vorwort zur 1. Auflage

Die Anzahl der Personen mit Wirbelsäulenstörungen steigt ständig. Diese Zunahme resultiert, wie eine Ursachenanalyse zeigt, aus der Summierung verschiedener Gruppen von Belastungsfaktoren, deren Ursprung im Alltagsleben der Betroffenen liegt.
Es bedarf nicht nur einer verstärkten Aktivität der Ärzteschaft, um gegen diese Entwicklung vorzugehen; darüber hinaus sollte insbesondere die Zusammenarbeit mit jenen Menschen gefördert werden, deren Aufgabe darin besteht, aufklärenden, vorbeugenden und rehabilitierenden Einfluß auf die Patienten zu üben. Eine Wirbelsäulenschule will daher nicht nur Ärzte und Physiotherapeuten, sondern auch Sportwissenschaftler, Pädagogen, Trainer, medizinisches Hilfspersonal, Kindergärtnerinnen, Altenbetreuer und nicht zuletzt Eltern und Gesundheitsbewußte ansprechen und ermuntern, an einer umfassenden Prävention mitzuarbeiten.
Die Ergebnisse und Erfahrungen aus themenbezogenen Arbeiten, Schriften, Büchern, Großkongressen, aber auch aus Schulungen kleiner Gruppen des erwähnten Personenkreises finden ihren Niederschlag in den nachfolgenden Ausführungen, die – so hoffen die Autoren – in praxisgerechter Form offeriert werden. Ferner wird die speziell für die Wirbelsäulenschule notwendige »gemeinsame Sprache« zwischen Patient und Arzt berücksichtigt, die als Basis für die erfolgreiche Kooperation dient. So werden dem Fachmann im folgenden neben Hilfestellungen in Form von Übersetzungen bzw. Umschreibungen einzelner Fachtermini auch schnell erfaßbare Zusammenfassungen wichtiger Fakten angeboten, um im Gespräch rasch die geeigneten Worte zu finden. Nur so kann eine Wirbelsäulenschule den erwünschten Erfolg gewährleisten.
Einmal mehr sei dem Verlag für die schon oft bewiesene gute Zusammenarbeit und für das Eingehen auf die Gestaltungswünsche der Autoren gedankt. Dank gilt auch unseren Mitarbeitern, Herrn Oberarzt *Dr. M. Hanna* und den Physiotherapeutinnen *E. Eckardt* und *M. Markovic* sowie Frau *S. Witty* für die mühevolle Aufbereitung des Manuskripts.

Wien, Graz — *H. Tilscher*
Frühjahr 1994 — *M.Eder*

Einleitung

Der enorme Anstieg der Wirbelsäulenstörungen in den Industrieländern stellt nicht nur für die Betroffenen selbst ein wachsendes Problem dar. Auch die Volkswirtschaft und Sozialpolitik der einzelnen Länder müssen sich dieser Entwicklung beugen und neue Richtlinien schaffen. Eine Studie aus Österreich soll hier einführend einen Einblick in die Dimensionen vermitteln, die die aktuelle Situation mit sich bringt.

Zahlen und Fakten – eine Studie aus Österreich

Die Erkrankungen des Stütz- und Bewegungsapparates haben in den letzten Jahren stetig zugenommen. Dies drückt sich ganz detulich in entsprechenden Statistiken aus.
Die Krankmeldungen steigerten sich zwischen 1986 und 1994 um 51 % auf 463 483 Fälle. Entsprechend nahm die Zahl der Krankheitstage von 6 139 833 auf 8 993 765 zu.
Im Bereiche der Invaliditätspensionen nimmt gleichfalls die Gruppe der Erkrankungen des Bewegungsapparates die erste Stelle ein, wobei sich die gestörte Wirbelsäule als der wesentlichste limitierende Faktor erweist (*Tab. 1*).

Krankheitsgruppe	**Pensionsversicherte** Selbständige + Unselbst.	**%**
Insgesamt	**400 323**	**100 %**
1. Krankheiten des Skeletts, Muskeln, BGW	143 447	35,83 %
2. Psychiatrische Krankheiten	40 155	10,02 %
3. Ischämische Krankheiten	33 146	8,27 %
4. Hypertonie	26 866	6,71 %
5. Sonstige Krankheiten der Arterien	17 529	4,37 %
6. Krankheiten der Atmungsorgane	16 731	4,17 %
7. Krankheiten des Nervensystems	12 905	3,22 %
8. Zerebrovaskuläre Krankheiten	10 740	2,68 %

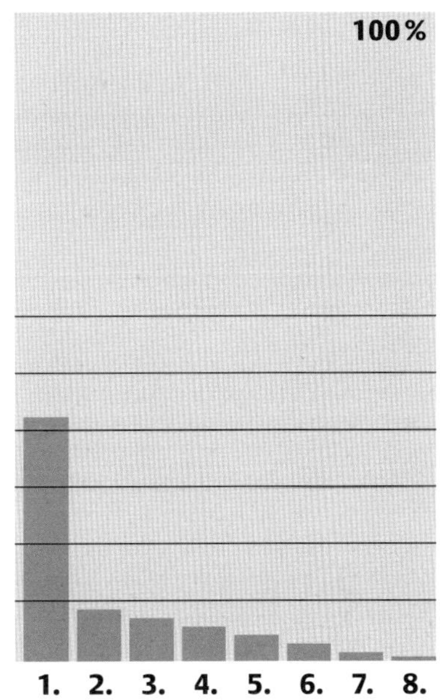

Tab. 1 Stand an Pensionen der geminderten Arbeitsfähigkeit bzw. der dauernden Erwerbsunfähigkeit in Österreich (Stand: Dezember 1994)

Der Versuch einer Kostenbestimmung für die dadurch anfallenden Kosten zeigt die enorme volkswirtschaftliche Belastung und die verbundene sozialpolitische Problematik. Bei Berücksichtigung der einschlägigen gestaltenden Faktoren ergibt sich hochgerechnet eine Belastungssumme von mehr als 30 Milliarden Schillinge im Jahr.
Die erhobenen Zahlen lassen unschwer Rückschlüsse auf die Situation in anderen Industrieländern zu.

Aufgaben und Ziele der Wirbelsäulenschule

Die Störungen des Stütz- und Bewegungsapparates nehmen in den Industrieländern eine dominierende Rolle ein. Die Zahl der Krankmeldungen/Krankheitstage und frühzeitiges Ausscheiden aus dem Berufsleben steigert sich ständig. Trotz großer Fortschritte der Medizin blieb diese Entwicklung bisher weitgehend unbeeinflußt.
Die sich ergebende Problematik ist nicht nur für die zahllosen Betroffenen in jeder Hinsicht schmerzlich, sondern stellt darüber hinaus ein beträchtliches volkswirtschaftliches und sozialpolitisches Problem dar.
Eine Spitzenposition der unter dem Sammelbegriff der »Erkrankungen des Bewegungsapparates« zusammengefaßten Syndrome nehmen Wirbelsäulenstörungen ein. Nach einer Untersuchung von *Tilscher, Landsiedl et al.* gaben rund 85% aller befragten Arbeiter und Angestellten einer Wiener Elektrofirma an, Kreuzschmerzen zu haben – oder zumindest schon einmal gehabt zu haben, und die Hälfte dieser Belegschaft war aufgrund dessen schon einmal krank gemeldet.
Die Notwendigkeit einer koordinierten Prävention speziell gegen Wirbelsäulenstörungen ist daher offensichtlich. Die entsprechenden Maßnahmen orientieren sich am Gesundheitszustand der bedrohten oder schon wirbelsäulengestörten Individuen und können in eine Primär-, Sekundär- und Tertiärprävention unterteilt werden.

Primärprävention	– vor dem Auftreten von Haltungsstörungen (= Krankheitsverhütung) – frühzeitig im Kinder- und Jugendalter
Sekundärprävention	– bei noch schmerzfreien Funktionsstörungen des Achsenorgans – Screening (Vorsorgeuntersuchung des Patienten)
Tertiärprävention	– Vermeidung von Rezidiven (Rückfällen) – Überführung von Rehabilitationsmaßnahmen in die Prävention

Der Schwerpunkt der therapeutischen Maßnahmen liegt derzeit im Bereich der Tertiärprävention. Ziel ist es jedoch, in Zukunft die Primärprävention in den Vordergrund zu stellen.

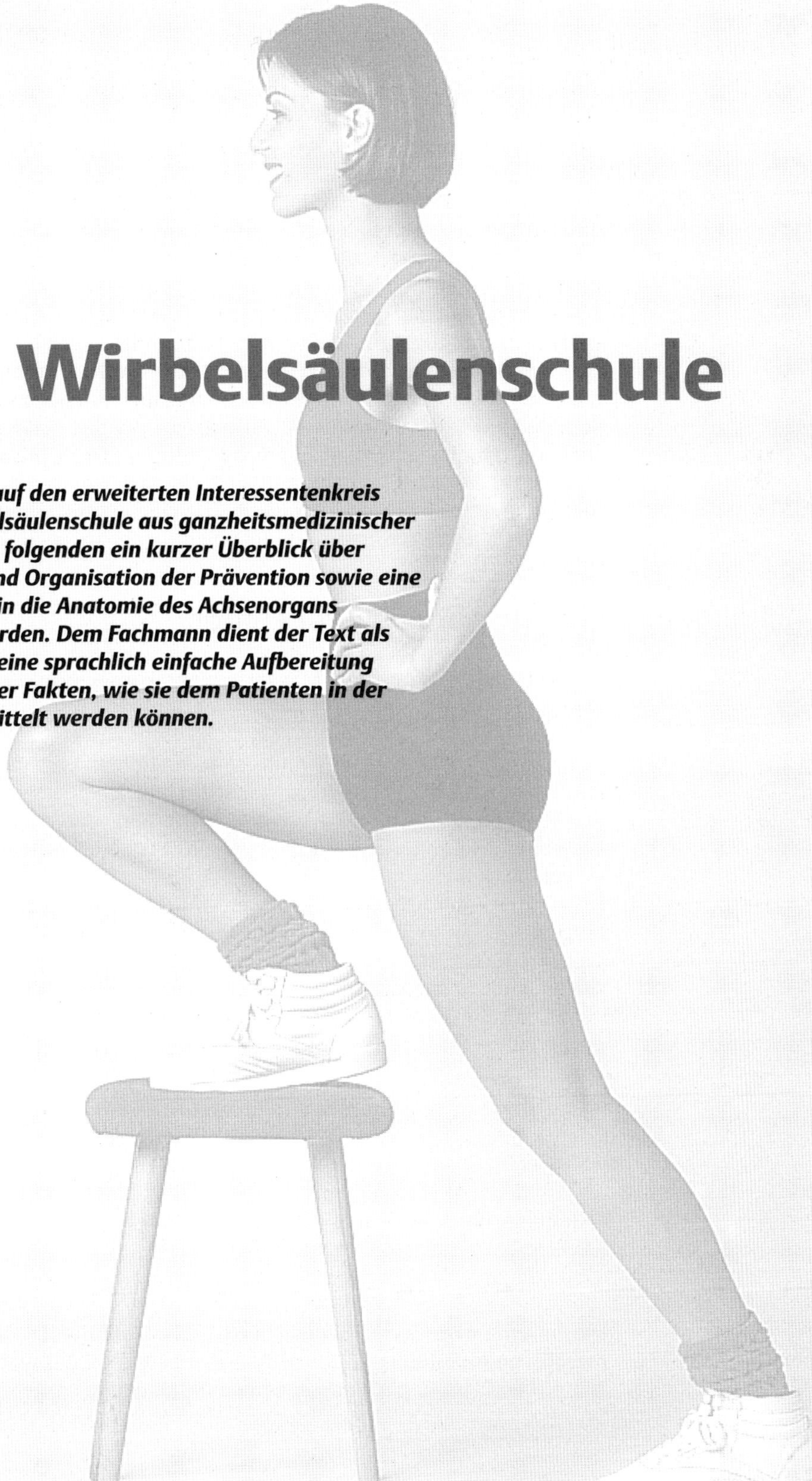

Die Wirbelsäulenschule

In Hinblick auf den erweiterten Interessentenkreis einer Wirbelsäulenschule aus ganzheitsmedizinischer Sicht soll im folgenden ein kurzer Überblick über Aufgaben und Organisation der Prävention sowie eine Einführung in die Anatomie des Achsenorgans gegeben werden. Dem Fachmann dient der Text als Beispiel für eine sprachlich einfache Aufbereitung medizinischer Fakten, wie sie dem Patienten in der Praxis vermittelt werden können.

Grundlagen

- Zielgruppen
- Zweck und Aufgabe
- »Gute Schulergebnisse«

Der Begriff »Schule«

Die Begründung für den Begriff »Schule« ergibt sich aus den notwendigen Präventionsmaßnahmen. Haltung, Alltagsbewegungen, dynamische Abläufe im Arbeits- und Sportbereich werden im zentralen Nervensystem als abrufbereite Muster aufgebaut und gespeichert. Wirbelsäulenkranke weisen unökonomische, verfälschte Haltungs- und Bewegungsprogramme auf, die die Stelle gesunder Normalmuster einnehmen. Ihre Erkennung, besonders aber jegliche Korrektur, gelingt nur über eine sorgfältige Umschulung und durch fleißiges Üben der korrigierten und ökonomisierten Bewegungsabläufe. Das notwendige Schulungsprogramm beinhaltet dazu nicht nur entsprechende heilgymnastische Übungen, sondern auch das Erlernen des richtigen Stehens, Gehens, Sitzens, Liegens, Tragens, Hebens usw., wobei die Schulung so lange fortzusetzen ist, bis die richtigen Bewegungsabläufe automatisiert und willensunabhängig erfolgen.

Ausbildung und Aufgabenbereich der Lehrer

Ein ausgebildeter Lehrer, der Mängel erkennt, korrigiert und kontrolliert, ist die Voraussetzung für »gute Schulergebnisse«. Leider ist festzustellen, daß Wirbelsäulenschulen häufig auch von nicht fachgerecht ausgebildeten Personen angeboten werden. Aus diesem Grund ist es erstrebenswert, daß zumindest die Sekundär- und Tertiärprävention – nicht zu Unrecht spricht man dann von kurativer Prävention – nur von Medizinern, Physiotherapeuten und Ergotherapeuten ausgeübt werden dürfen und eine entsprechende gesetzmäßige Verankerung erfolgt.
Eine Primär- und Sekundärprävention bei Kindern mit Fehlhaltung, aber ohne Beschwerden, wäre dann die Aufgabe weiterer Berufsgruppen, wie Sportpädagogen, Lehrern und Kindergärtnerinnen. Die Zuteilung der Aufgabenbereiche versinnbildlicht das folgende Schema.

Gesunde ohne Beschwerden	Kindergärtnerinnen Lehrer Sportpädagogen
Gesunde, die Beschwerden hatten	Ergotherapeuten Krankengymnasten Ärzte

Die Prävention im Kindesalter macht auch eine Einbeziehung der Eltern notwendig, die zumindest über häusliche Aufgabenbereiche informiert sein sollten, um entsprechend auf ihre Kinder einwirken zu können.

Zweck und Aufgaben der Wirbelsäulenprävention bzw. Wirbelsäulenschule

Zweck und Aufgabe der Prävention ist es

• krankmachende Fehlhaltungen	– zu erkennen – zu korrigieren
und	
• Fehlbewegungen des Alltags	– und Korrigiertes zu automatisieren

Ausschlußkriterien

Prävention, insbesondere die tertiäre Prävention muß in den folgenden Fällen intermittierend durchgeführt oder ganz unterlassen werden:

- wenn akute Beschwerden bestehen, fieberhafte Infekte und Kreislaufstörungen vorliegen, und wenn Beschwerden bei präventiven Maßnahmen auftreten;
- bei noch nicht abgeklärten Beschwerden, besonders dann, wenn der Allgemeinzustand reduziert ist;
- bei mangelnder Compliance. Gesund zu sein und gesund zu werden setzt gewisse Leistungen des Willens und der Intelligenz voraus. Unzureichende Mitarbeit des Patienten bzw. sein weitgehendes Unverständnis gegenüber den Problemen stellen den Sinn der Prävention in vielen Fällen in Frage.

Die zunehmende Anzahl der von Wirbelsäulenproblemen betroffenen Personen blieb auch im paramedizinischen Bereich nicht unbemerkt. Den Gesundheitszentren, Fitneß-Studios, Herstellern von Übungs- und Sportgeräten sowie von Sportbekleidung, »gesunder« Betten und Kopfkissen eröffnete sich ebenso wie den zahlreichen Herausgebern entsprechender Zeitschriften und anderer Publikationen ein neuer, lukrativer Markt. Überprüft man den tatsächlichen Wert dieser Angebote, ergeben sich dabei differenzierte Aspekte, die von »nützlich« bis »wertlos« einzustufen sind. Es wäre sicherlich wünschenswert und besser, wenn sich alle Erzeuger und Betreiber dieser »Gesundheitsartikel« vor der Vermarktung qualifiziert medizinisch beraten ließen.

Anatomische Einführung

▶ Basiswissen

Die Wirbelsäulenschule wendet sich nicht nur an Ärzte, sondern auch an Physio- und Ergotherapeuten. Aber auch medizinische Laien (z. B. Kindergärtnerinnen oder Altenbetreuer) sind angesprochen. Ein kurzer Überblick zur Wirbelsäulenanatomie (*Abb. 1* und *2*) kommt diesem erweiterten Interessentenkreis entgegen.

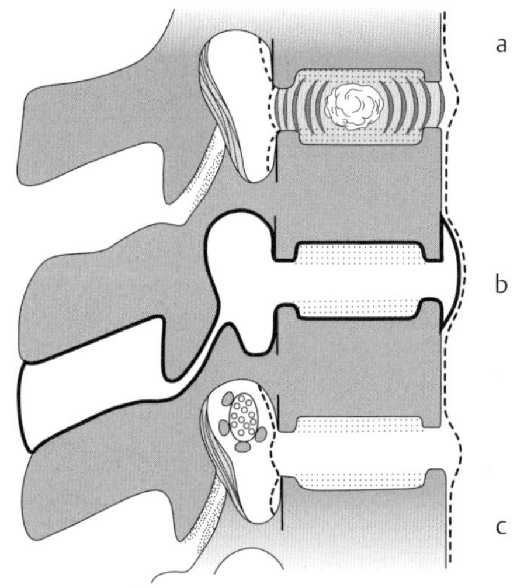

1

Schematische Darstellung eines Längsschnitts durch 3 Wirbel

a Bandscheibe und Zwischenwirbelloch
b das Bewegungssegment (schwarz umrandet)
c Nervenwurzel und Gefäße im Zwischenwirbelkanal

Wirbelsäule und Muskulatur aus anatomischer Sicht

Die Wirbelsäule erscheint in der Seitenansicht als doppel-S-förmiges Gebilde. Diese spezielle Ausformung erfüllt die Funktion eines natürlichen Stoßdämpfers.

Sie kann in vier Regionen aufgegliedert werden:

- Halswirbelsäule (HWS) mit 7 Halswirbeln,
- Brustwirbelsäule (BWS) mit 12 Brustwirbeln,
- Lendenwirbelsäule (LWS) mit 5 Lendenwirbeln,
- Kreuz-/Steißbeinregion.

Die einzelnen Wirbel sind ab dem zweiten Halswirbel bis zum Kreuzbein durch elastische Bandscheiben getrennt und stehen mittels paariger kleiner Wirbelgelenke untereinander in beweglicher Verbindung. Die mit den Wirbelkörpern verschmolzenen rückwärts gelegenen Wirbelbögen enden in Dornfortsätzen und bilden in ihrer Summe einen Kanal, in dem, von Rückenmarkshäuten geschützt, das Rückenmark verläuft. Über seitliche Zwischenwirbellöcher verlassen die vom Rückenmark ausgehenden paarigen Nervenwurzeln unter weiterer Aufteilung die Wirbelsäule und ziehen zu ihren Bestimmungsstrukturen.

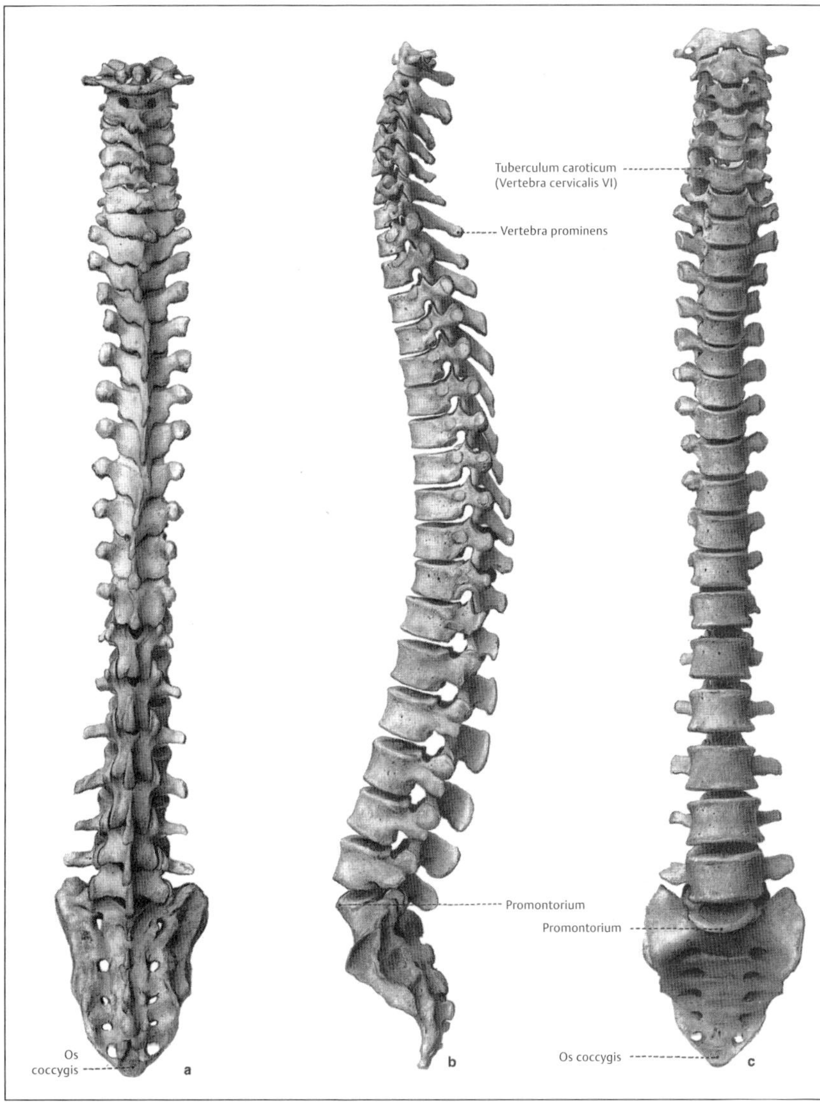

2

Die Wirbelsäule in der Ansicht von hinten (**a**), seitlich (**b**) und von vorn (**c**)

Bandscheiben und Gelenke erlauben die vorgegebene Bewegungsmöglichkeit der einzelnen Wirbelsäulenregionen, wobei der Bewegungsspielraum zwischen den Einzelwirbeln relativ gering ist. Die Bänder und die Gelenkkonstruktion beschränken andererseits das Bewegungsausmaß so weit, daß der Schutz des Rückenmarkes gewährleistet bleibt, und erfüllen somit eine Tresorfunktion.

Ein komplexes Muskelsystem aus langen und kurzen Muskeln, die sogenannte autochthone Muskulatur, bildet paarig neben der Wirbelsäule verlaufend vom Kreuzbein bis zum Hinterhaupt reichende Muskelstränge, die in ihrer Gesamtheit als Rückenstrecker (M. erector trunci) bezeichnet werden.

Aufgaben der Wirbelsäule

Faßt man die vielfältigen Aufgaben der Wirbelsäule zusammen, so ergibt sich folgendes Bild. Die Wirbelsäule dient

- als Zentrum des Bewegungsapparates (Achsenorgan),
- als Stütze der aufrechten Haltung,
- zur Vermittlung von Körperbewegungen,
- als Schutz für Rückenmark, Nervenwurzeln und Blutgefäße (Tresorfunktion),
- als Organ der Haltungs- und Bewegungsorientierung (Nervenfühler in den Wirbelbogengelenken, Bändern und Muskeln),
- als Effektor der optischen und akustischen Zuwendung (»den Blick wenden«, »hinhören«),
- als Ausdrucksorgan seelischer Vorgänge (»den Kopf hängen lassen«, »den Kopf einziehen«, »halsstarrig«, »von Kummer gebeugt«).

Das Gesamtsystem ist in allen strukturellen und funktionellen Einzelbereichen störbar. Die nachfolgenden Ausführungen berücksichtigen auch Details, im Vordergrund stehen jedoch die vorbeugenden, schadenvermeidenden bzw. rehabilitierenden Aspekte.

Wirbelsäulenerkrankungen

Gestörte und zerstörte Funktion

Eine vollständige ärztliche Anamnese (d. h. die Erkundung vorausgegangener und bestehender Wirbelsäulenerkrankungen) ist die selbstverständliche Voraussetzung für sekundärpräventive Maßnahmen. Dabei ist vom Arzt oder Physiotherapeuten prinzipiell zu unterscheiden, ob die Erkrankungen nur durch funktionelle Störungen bedingt waren, oder ob sie mit strukturellen Schäden einhergegangen sind. Wir sprechen daher folgerichtig von Erkrankungen mit gestörter Funktion und solchen mit zerstörter Funktion.

> ***Sekundär- und Tertiärprävention sind Aufgabe des Teams »Arzt + Physiotherapeut«.***

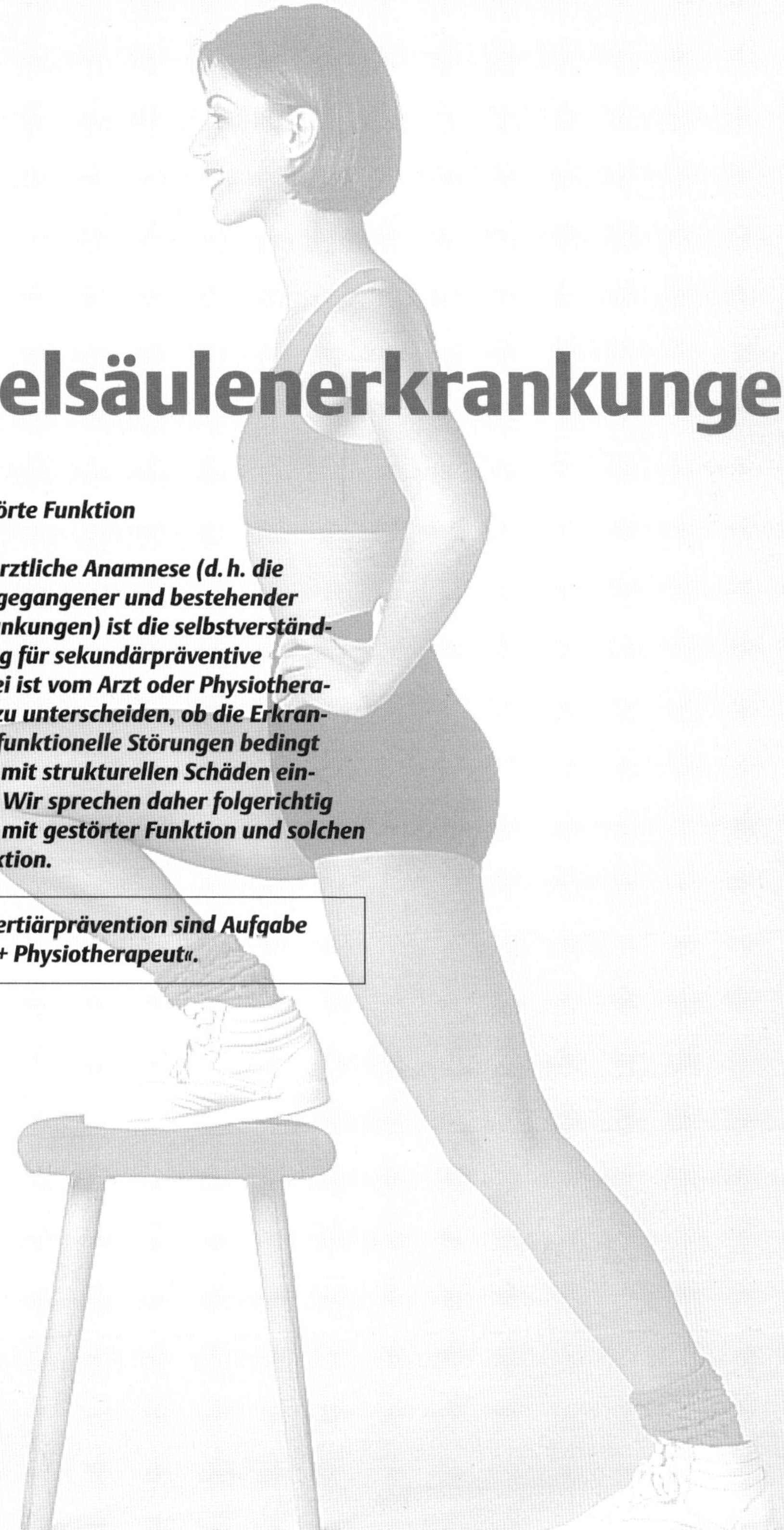

Wirbelsäulenerkrankungen mit vorwiegend gestörter Funktion

In diesem Kapitel sollen die häufigsten Erkrankungen der Wirbelsäule vorgestellt werden, bei denen der Schmerz durch überwiegend mechanische Störungen verursacht wird.

Funktionsstörungen der Wirbelsäule: Blockierung und Instabilität

Krankheitsbild

Funktionsgestörte Wirbelgelenke verursachen je nach Lokalisation verschiedene Krankheitsbilder:

Wirbelsäulenbereich	Krankheitsbild
LWS	akute bis chronische Kreuzschmerzen mit möglichem Pseudoischias (Ausstrahlung in die Beine)
Übergang LWS/BWS	Leisten- und Unterbauchschmerzen
BWS	lokale Schmerzen, Atemstörungen, Pseudoorganbeschwerden (»Pseudoherzschmerzen«)
untere HWS	Nacken-, Schulter-, Armschmerzen
obere HWS (Kopfgelenke)	Kopfschmerzen, Schwindel, akuter Schiefhals, Ohrensymptome

Die Funktionsstörungen können in zwei diametral verschiedenen Formen auftreten,

- einmal als Hypomobilität (verminderte Beweglichkeit), die auch als »Blokkierung« bezeichnet wird,
- zum anderen als Hypermobilität (Überbeweglichkeit) und Instabilität.

Aufgaben der Wirbelsäulenschule

Beiden Störungsformen liegt tückischerweise das gleiche Symptomenbild zugrunde. Eine Unterscheidung ist nur mittels manualmedizinischer Methoden möglich. Eine röntgenologische Differenzierung hingegen ist nicht möglich. Die klare diagnostische Abgrenzung sollte jedoch stets erfolgen, da die einsetzbaren mobilisierenden bzw. stabilisierenden Behandlungsmethoden und die anschließenden rehabilitatorischen und präventiven Maßnahmen gleichfalls stark differieren müssen. Falsche Anwendungen würden Rückfälle begünstigen.

Blockierungen erfordern mobilisierende Methoden, Überbeweglichkeit und Instabilität verlangen stabilisierende Maßnahmen.

Ligamentär-muskuläre Insuffizienz (Versagen von Ligamenten und Muskeln)

- Schmerzzustände der Muskel- und Bandansätze

Krankheitsbild

Bei konstitutionell bedingter Anfälligkeit (z.B. bei Asthenikern mit Stütz- und Bindegewebsschwäche), aber auch bei Fettleibigkeit und Haltungsverfall entwickeln sich an den Insertionen der Bänder und Muskeln (Bänder- und Muskelansätzen) überlastungsbedingte Reizzustände und Schmerzen. Sie treten regelmäßig bei länger andauernden Belastungen und der daraus resultierenden Ermüdung der Muskulatur auf (langes Stehen, Sitzen, Autofahren; monotone Tätigkeiten usw.).
Die entsprechenden Schmerzsyndrome betreffen hauptsächlich die Lumbalregion (Kreuzschmerzen), befallen bei bestimmten Belastungen aber auch die Bänder und die Muskulatur der Halswirbelsäule. So ist der Schulkopfschmerz ein Syndrom, dessen Ursache in der Vorbeugehaltung der Schüler begründet ist.

Aufgaben der Wirbelsäule

Nach der initialen Schmerzbehandlung und möglicherweise einer diätetischen Beratung (Gewichtsreduktion) muß in solchen Fällen hauptsächlich krankengymnastisch gearbeitet werden, um sonst unvermeidlichen Rückfällen vorzubeugen.

Bandscheibenschaden und Bandscheibenprolaps (Bandscheibenvorfall)

- Bau und Funktion
- Alterungsvorgang
- Prolapsentwicklung
- Dominanz der beiden untersten Bandscheiben
- Therapieprinzipien

Krankheitsbild

Die jeweils zwischen zwei Wirbeln liegenden und die Wirbelkörper trennenden elastischen Bandscheiben wirken als Puffer und sind für die Beweglichkeit der Wirbelsäule mitbestimmend. Sie bestehen aus einem äußeren Faserring und einem inneren Gallertkern. Ihre Ernährung erfolgt nicht über Blutgefäße, sondern durch Aufsaugen von Nährstoffen aus Nachbargeweben. Dies geschieht in entlasteter Position (z.B. während des Schlafs) besonders intensiv.
Ernährungsstörungen und Belastungseinflüsse machen den Bandscheibenapparat degenerationsanfällig. Dabei verändern sich die Strukturen. Der ursprünglich weiche innere Gallertkern trocknet aus, und der äußere Faserring wird dünner und rissig. Die Bandscheibenhöhe nimmt ab. Dadurch gerät die Abstimmung zwischen dem Innendruck der Bandscheiben und der äußeren Gegenspannung mittels Wirbelsäulenbänder aus dem Gleichgewicht. Die Folgen äußern sich in Form von Instabilität sowie Osteochondrose und Spondylose (gewebliche Reaktionen, die zu Bandscheibenschaden und Längsbänderverkalkung führen). Dieser an sich normale Alterungsvorgang begünstigt bei Belastungsspitzen (Heben, Tragen, abrupten Bewegungen) plötzliche und gravierende Rißbildungen des Faserrings bei gleichzeitigem Prolaps (Vorquellen von Gallertkern und Faserringanteilen). Erfolgen Rißbildung und Prolapsentwicklung im rückwärtigen Band-

scheibenanteil, so können vorquellende Prolapsmassen die dort situierten Nervenwurzeln treffen und akute Schmerzen auslösen (Ischias).
Die beiden untersten Lendenwirbelsäulenbandscheiben sind diesbezüglich besonders anfällig. Der überwiegende Anteil aller prolapsverursachten Schmerzen resultiert aus der Irritation der Nervenwurzeln des Ischiasnervs. Die Hauptlokalisation der Beschwerden liegt somit in den Beinen, je nach Vorfallrichtung meist einseitig rechts oder links. Wesentlich seltener sind bandscheibenbedingte Nervenwurzelkompressionen (Quetschung) in der Halswirbelsäulenregion.

Aufgaben der Wirbelsäulenschule

Trotz der in der Literatur geschilderten, überwiegend mechanischen Ursachen bandscheibenbedingter Nervenwurzelkompressionen muß nur ein relativ geringer Prozentsatz (ca. 10%) operativ behandelt werden. In der Mehrzahl der Fälle gelingt es, die schmerzbestimmende Nervenwurzelschwellung konservativ zum Abklingen zu bringen.

Im akuten Zustand

Physikalische Maßnahmen wie z.B. eine Mobilisation sind kontraindiziert, denn

Akutschmerz verlangt nach Reizabbau, Bettruhe, Eisbehandlung und Schmerzmitteln.

Die Anwendung reizsetzender Methoden erweist sich als immer wieder zu beobachtender Behandlungsfehler. Daher ist folgendes festzuhalten:

Bei Akutschmerz keine Massage, Bäder, Bestrahlungen oder Gymnastik.

In der Rehabilitations- bzw. Präventionsphase

Hier beginnt die Wirbelsäulenschule. Zu ihren Aufgaben zählen:

- Aufklärung über richtiges Heben, Tragen, Liegen (Schlafritus),
- Hinführung zu einer stabilisierenden Krankengymnastik,
- Abbau von überhöhtem Körpergewicht,
- Beratung über sinnvolle sportliche Betätigungen.

Spondylolisthesis (Wirbelgleiten)

- **Angeborene (erworbene) Spaltbildung**
- **Berufs- und Sportberatung**

Krankheitsbild

Obwohl beim Wirbelgleiten eine strukturelle Schädigung vorliegt, lassen bei leichten Fällen die damit verbundenen Beschwerden eine Einordnung in die Gruppe der gestörten Funktion zu. Das Wirbelsäulengleiten wird meist durch eine Spaltbildung im Zwischengelenkstück zweier Wirbel verursacht. Das Bewegungssegment zwischen 5. Lendenwirbel und Kreuzbein ist am häufigsten betroffen (zwei Drittel aller Fälle).

Beschwerden treten vor allem dann auf, wenn gestörte Funktionen des Gleitsegmentes auf darüberliegende Segmente oder auf die Kreuzdarmbeingelenke übertragen werden, diese überlasten und somit Reizerscheinungen im Band- und Muskelapparat aufbauen. Überbelastungen forcieren die bestehende Gleitneigung; darauf muß in der Berufs- und Sportberatung eingegangen werden.

Aufgaben der Wirbelsäulenschule

Von körperlicher Schwerarbeit (Heben, Tragen, Beugen) und von gewissen Sportarten wie Kunstturnen sowie von Wurf- und Sprungdisziplinen der Leichtathletik ist unbedingt abzuraten. Darüber hinaus liegt die Aufgabe der Wirbelsäulenschule in der Erstellung eines krankengymnastischen Programms zur Schaffung einer ausbalancierten Rumpfmuskulatur.

»Morbus Scheuermann«

▶ Das überschätzte Röntgenbild

Krankheitsbild

In den meisten Fällen ist die Röntgendiagnose »M. Scheuermann« von keinen klinischen Symptomen begleitet. Aus diesem Grunde ist der Begriff »Morbus« (= Erkrankung) nur im weitesten Sinne gerechtfertigt. Es handelt sich um eine in den Jugendjahren ablaufende Entwicklungsstörung, die hauptsächlich die Brustwirbelsäule betrifft und zu einer verschieden stark ausgeprägten Rundrückenbildung führen kann. Sie sollte in ihrer krankmachenden Bedeutung nicht überschätzt werden, und speziell erwachsene Patienten sind schlecht beraten, wenn bestehende Rückenschmerzen nur mit der »Scheuermann«-Diagnose Sanktionierung finden.

Aufgaben der Wirbelsäulenschule

Für die Wirbelsäulenschule ergibt sich die Aufgabe, der Rundrückenbildung entgegenzuwirken. Im Vordergrund steht dabei der Ausgleich eventuell bestehender Verkürzungen des großen Brustmuskels durch Dehnung und die Begegnung der parallel zu beobachtenden Abschwächungen der Zwischenschulterblattmuskulatur mit Kräftigungsübungen.

Psychosomatisch bedingte Wirbelsäulensyndrome

- Haltung und Psyche
- Vielfache Schmerzregionen
- Psychopharmaka und Physiotherapie

Krankheitsbild

Die Verknüpfungen zwischen Psyche und Wirbelsäule kommen im täglichen Sprachgebrauch häufig mit äußerst bildhaften Beschreibungen zum Ausdruck. Idiome wie »vom Kummer gebeugter Rücken« oder »hocherhobenen Hauptes« zeigen nur eine kleine Auswahl der gebräuchlichsten Formulierungen auf, die die Beziehungen der Psyche zur Haltung und Wirbelsäulenformung vermitteln. In bezug auf die Wirbelsäulenschule bedeutet dies, daß alle Abweichungen von der individualtypischen Haltung, die mit der Verschiebung der Wirbelgelenkstellungen aus der spannungsarmen Mittellage heraus einhergehen, eine vermehrte Belastung und muskuläre Haltearbeit mit sich bringen. Ein Andauern dieser Situation führt schließlich zu Beschwerden. Darüber hinaus erfolgt eine emotionale Beeinflussung der zentralen Mechanismen im Gehirn, die an der Steuerung der Muskelgrundspannung beteiligt sind. Sie beteiligen sich ebenfalls an der Somatisierung psychischer Störungen (»Verkörperlichung«). Mitursache ist die Sympathikusaktivierung, die eine generelle Senkung der Schmerzschwelle auslöst.

Augenfällig und häufig sind starke Verspannungen im Trapezmuskel (»psychischer Kennmuskel«).

Speziell das Krankheitsbild der depressiven Verstimmung neigt zur Ausbildung von Somatisierungen im Bereich des Bewegungsapparates und führt zur Panalgesie (vielfache Schmerzregionen).

Diagnostik

In der Entwicklung der psychisch bedingten Wirbelsäulenbeschwerden liegt die Gefahr diagnostischer Irrtümer. Biologische Abläufe zeichnen sich schließlich dadurch aus, daß sie keinem »Einbahnstraßenbetrieb« unterliegen. In gleichem Maße wie Depressionen die Entstehung von Wirbelsäulenbeschwerden nach sich ziehen können, haben funktionell bedingte chronische Schmerzsyndrome des Bewegungsapparates häufig depressive Verstimmungen zur Folge.
Nur ein diagnostisches Vorgehen, das sowohl röntgenologisch als auch orthopädisch (unter Einschluß der manualmedizinischen segmentalen Funktionsprüfung) und psychiatrisch ausgerichtet ist, sichert gegen Fehldiagnosen ab. Denn Normalbefunde im Röntgenbild der Wirbelsäule sprechen nicht gegen rein körperlich bedingte Schmerzen; umgekehrt dürfen ausgeprägte Degenerationszeichen echte Depressionen nicht ausschließen. Dies bedeutet:

Das Röntgenbild bietet für sich alleine keine Entscheidungshilfe.

Aufgaben der Wirbelsäulenschule

Selbst bei den durch echte Depressionen bedingten Wirbelsäulenbeschwerden entwickeln sich objektivierbare Funktionsstörungen am Gelenk- und Muskelsystem des Achsenorgans, die ihrerseits die Schmerzsituation fördern und behandlungsbedürftig sind. Hier sind es an erster Stelle die Ärzte, die die beiden Komponenten der Schmerzsituation einerseits mit aufklärenden Gesprächen und Psychopharmaka und andererseits auch direkt am Bewegungsapparat mit

Reflextherapie wie z.B. Massagen, Chirotherapie, therapeutischer Lokalanästhesie, Elektrotherapie usw. angehen müssen. Danach aber sollte sofort ein Präventionsprogramm für die Wirbelsäule die oft lange weiterzuführende Medikation mit Psychopharmaka begleiten.

Entsprechende Maßnahmen orientieren sich an den erhobenen körperlichen Funktionsstörungen (Gelenk-, Muskelfunktion usw.). Im Vordergrund steht die Krankengymnastik. Diese sollte, bei gegebenen physischen Voraussetzungen, durch Sportaktivitäten ergänzt werden, wobei konditionsfördernde Ausdauersportarten (Wandern, Laufen, Radfahren usw.) anzuraten sind. Eine regelmäßige körperliche Beanspruchung hilft mit, depressive Stimmungslagen aufzuhellen.

Unterstützend gegen psychische Verspannungen wirken des weiteren

- autogenes Training,
- aktive Entspannung (Biofeedback),
- Yoga und
- Meditation

Wirbelsäulenerkrankungen mit zerstörter Struktur

In diesem Kapitel werden wichtige und häufige Erkrankungen auch dieser Gruppe kurz vorgestellt. Es ist darauf zu verweisen, daß gerade in solchen Fällen wiederholte ärztliche Kontrollen unerläßlich sind.

Entzündliche Erkrankungen: Morbus Bechterew und Reiter-Krankheit

Krankheitsbild

Unter dem Begriff »Bechterew-Erkrankung« (weitere Bezeichnungen: Spondylarthritis ankylosans, Morbus Bechterew) versteht man eine chronische Entzündung der Iliosakralgelenke (Kreuzdarmbeingelenke), der Wirbelgelenke und des Bandapparates. Sie führt zur zunehmenden Versteifung der gesamten Wirbelsäule und zu einer hochgradigen Bewegungsbehinderung. Von diesem Leiden sind überwiegend Männer betroffen; die genauen Ursachen der Krankheitsentstehung sind noch nicht bekannt.
Entzündliche Prozesse an der Wirbelsäule entwickeln sich ferner bei der Reiter-Krankheit, die Ähnlichkeiten mit dem M. Bechterew und mit einer chronischen Polyarthritis (gleichzeitige Entzündung verschiedener, auch peripherer Gelenke) aufweist.

Aufgaben der Wirbelsäulenschule

Unter den Gesichtspunkten der Wirbelsäulenschule stehen nur der zunehmenden Versteifung entgegenwirkende Maßnahmen zur Diskussion. Der Patient muß über sein Leiden aufgeklärt und dazu angehalten werden, nach entsprechender Einschulung sein Leben lang ein intensives, tägliches krankengymnastisches Programm durchzuführen.

Osteoporose (Schwund festen Knochengewebes)

- **Dominanz der Frauen**
- **Haltungsverfall**
- **Inaktivität fördert den Knochenabbau**

Krankheitsbild

Unter den verschiedenen Formen der Osteoporose ist jene, die als Involutionsosteoporose bezeichnet wird, am bedeutungsvollsten. Betroffen sind zumeist Frauen ab dem Klimakterium.

Die Entmineralisierung der Wirbelkörper und deren dadurch bedingte Verminderung der Festigkeit und Verformung führen zum Kleinerwerden der Patientinnen sowie zur Ausbildung eines deutlichen Rundrückens. Die so entstehende Verformung der Wirbelsäule erfordert erhöhte muskuläre Haltearbeit, die ihren Ausdruck in einer hochgradigen Verspannung der Rückenstrecker findet. Neben akuten Wirbelkörpereinbrüchen sind es vor allem die muskulären Reizzustände, die den Schmerzverlauf bestimmen.

Aufgaben der Wirbelsäulenschule

Nach einer primären Schmerzreduzierung muß versucht werden, über physiotherapeutische und krankengymnastische Maßnahmen auf die Patientinnen rehabilitierend einzuwirken.

Eine dem Allgemeinzustand angepaßte tägliche Gymnastik ist zum einen vorbeugend, zum anderen beim Vorliegen einer Osteoporose besonders wichtig, da Inaktivität zu einem verstärkten Knochenabbau führt.

Begleitend sollten diätetische Maßnahmen erfolgen. Die Betonung sollte auf einer eiweißreichen Kostform (Fleisch, Fisch, Milchprodukte) mit viel Gemüse sowie Salaten und weitgehender Reduzierung niederer Kohlenhydrate, welche als »Kalkräuber« bekannt sind (Zucker, Mehl), liegen.

Das derzeitige Vertrauen auf Östrogengaben (Hormone) ist ohne weitere Maßnahmen nicht geeignet, das Osteoporoseproblem zu lösen.

Degenerative Wirbelsäulenerkrankungen (»Abnützung«)

- **Wertigkeit der Degeneration**
- **Was tatsächlich schmerzt**

Krankheitsbild

Immer wieder werden bestehende Wirbelsäulenbeschwerden mit auf Röntgenaufnahmen nachweisbaren Degenerationssymptomen wie Spondylosen, Spondylarthrosen oder Osteochondrosen in unmittelbaren Zusammenhang gebracht, als krankheitsentscheidend angesehen und mit unterschwelliger therapeutischer Resignation bedacht. Sie ist allerdings nicht angebracht. Sogenannte degenerative Veränderungen an der Wirbelsäule sind normale Alterungsvorgänge, Ausdruck der Belastungsverarbeitung und teilweise Selbststabilisierungsversuche des Organismus – aber keine Krankheit an sich.

Bestehende Beschwerden müssen daher auf ihre tatsächlichen Ursachen, d.h. auf die ge- bzw. zerstörten Funktionsbereiche hin abgeklärt werden (Prüfung der Gelenkfunktionen, Bänder, Muskulatur; entzündliche Prozesse usw.). Wirklich hochgradige Veränderungen an den Bandscheiben und am Gelenkapparat der Wirbelsäule können allerdings, insbesondere im fortgeschrittenen Alter, auch als krankheitsbegünstigende Faktoren in Betracht gezogen werden (osteochondrotische Instabilität, Einengung des Rückenmarkkanals usw.). Stets aber ist der Funktionsausfall der hauptsächliche Störungsfaktor.

Aufgaben der Wirbelsäulenschule

Etwa bestehende Funktionsstörungen müssen erkannt und durch darauf ausgerichtete Übungsprogramme korrigiert werden.

Schleudertrauma der Halswirbelsäule

- Angriffspunkte
- Möglichkeit von Dauerschäden

Krankheitsbild

Die zunehmende Verkehrsdichte führte zu einer Häufung von Auffahrunfällen, die den Großteil aller Schleuderverletzungen verursachen. Die dabei auf die Halswirbelsäule einwirkenden Beschleunigungskräfte können beträchtlich sein und bewirken in erster Linie Schädigungen des Gelenkkapsel-Bandapparates und der Muskulatur (feine Gewebeeinrisse, kleine Blutungen).
Bei gravierenden Traumen oder mehrfach erlittenen Unfällen ist die Möglichkeit bleibender Schädigungen nicht auszuschließen. Am häufigsten kommt es dann zu Instabilitäten und begleitenden Belastungsbeschwerden sowie Kopfschmerzen.

Aufgaben der Wirbelsäulenschule

Ziel ist die Stabilisierung der Halswirbelsäulenstrukturen. Nach primärer Ruhigstellung der zumeist leichteren Fälle mit Krawattenverband liegt, im Anschluß an die Behandlung, die Aufgabe der Wirbelsäulenschule in einer krankengymnastischen Beratung und Schulung des Betroffenen.

Tumoren und Metastasen

- Ausschluß für die Wirbelsäulenschule

Für die Wirbelsäulenschule bedeuten Tumoren und Metastasen eine Kontraindikation. Gravierende funktionszerstörende Prozesse an der Wirbelsäule können im Zuge eines Krebsleidens auftreten, wobei Metastasierungen (Absiedlung von Tochtergeschwülsten) in der Wirbelsäule besonders beim Mamma-, Prostata-, Nieren- und Lungenkarzinom häufig sind.
Da solche Metastasierungen auch noch Jahre nach einer erfolgreichen Operation des Primärtumors auftreten können, muß im Zuge der Anamnese die Vorgeschichte der Patienten bedacht und eine dahingehende Abklärung vorgenommen werden.

Das Herdgeschehen

▶ Krankheitsbegünstigender Faktor

Bereits weit vor unserer Zeitrechnung wurde in einem altägyptischen Papyrus festgehalten, daß Pharao Annaper Essa schwer erkrankt war und erst nach Entfernung fauler Zähne wieder gesundete. Ein krankheitsbegünstigender Faktor kann demnach vorliegen, wenn chronisch entzündliche Prozesse die Abwehrkraft des Organismus lange Zeit belasten. Der Körper neigt zu einer Überempfindlichkeit gegenüber zusätzlichen Störungen. Eine Herdsanierung wird notwendig.

Im Zahn-/Kieferbereich kann sie nur erfolgreich sein, wenn alle devitalen Zähne entfernt werden. Sogenannte Wurzelspitzenresektionen, die häufig vorgeschlagen werden, sind eine untaugliche Sanierungsmaßnahme, da dabei das Ergebnis (die Entzündung um die Wurzel als Ausdruck der Unverträglichkeit gegen diesen Zahn) und nicht die Ursache berücksichtigt wird.

Zwei Faktoren erschweren dem Patienten die Zustimmung: Zum einen mißfällt der Gedanke an eine Zahnextraktion schon im Vorfeld der Operation, zum anderen scheint dem Patienten kaum nachvollziehbar zu sein, daß auch devitale (wurzelbehandelte) Zähne Herdcharakter besitzen können, obwohl röntgenologisch kein Granulom (Entzündung) nachweisbar ist.

Auch *chronische Mandelentzündungen und Nebenhöhlenaffektionen* bedürfen einer operativen Sanierung.

Ferner können *chronische Entzündungen von Eierstöcken* oder *Prostata* und gelegentlich auch *Narben nach gestörter Wundheilung* (Eiterung, Phlegmone usw.) Herdcharakter annehmen.

Herdbelastungen bleiben oft über lange Zeiträume stumm, so daß erkennbare Zusammenhänge zu aktuellen Krankheitsbildern nicht sofort klar erkennbar sind.

Diagnostische Einschätzung

Untersuchungen an großen Patientenkollektiven *(Eder, Tilscher)* haben ergeben, daß rund 30% aller Wirbelsäulenpatienten als herdbelastet angesehen werden müssen. Wirbelsäulenerkrankungen sind nahezu immer das Ergebnis mehrerer einwirkender Störfaktoren, die Herdbelastung wirkt meist nur anteilig.

Wenn nach Ausschaltung aller erkennbarer Noxen und trotz sonst bewährter Therapiemethoden Behandlungserfolge ausbleiben oder Rückfälle den Gesundungsprozeß unterbrechen, ist ein Herdgeschehen naheliegend.

Ursachen für Wirbelsäulenstörungen

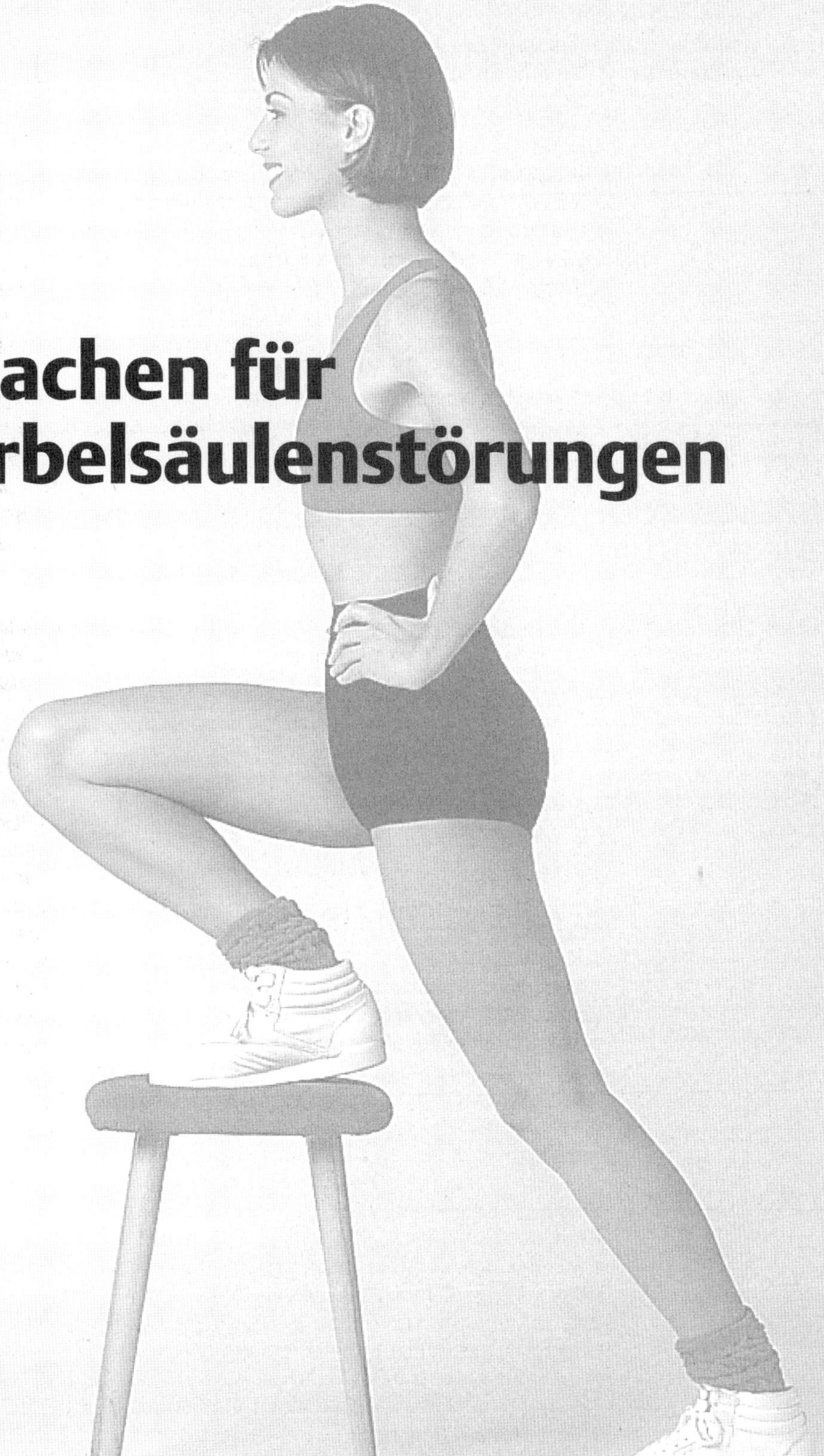

Störungsverursachende Faktoren

- Summation von Noxen
- Fehl- und/oder Überbelastungen
- Beeinflußbare und unbeeinflußbare Faktoren

Die Voraussetzung für eine gezielte Prävention ist immer die Aufdeckung der störungsverursachenden Faktoren. Zum einen beruht ein Großteil der Wirbelsäulenerkrankungen auf Fehl- bzw. Überbelastungen. (Eine philosophische Betrachtungsweise läßt den Schluß zu, daß unser Achsenorgan – geschaffen für Bewegungsvielfalt – im Rahmen des sogenannten Zivilisationstraumas statisch und/oder dynamisch mißbraucht wird.)
Zum anderen läßt die weitere Analyse möglicher Störfaktoren erkennen, daß zumeist eine ganze Reihe von Noxen in ihrer Summation als Krankheitsauslöser dient. Die individuelle Variationsbreite der Krankheitsursachen macht die Wertigkeit von Einzelfaktoren statistisch allerdings schwer faßbar.
Die genannten Störfaktoren sind von seiten des Arztes bzw. des Patienten beeinflußbar. Im einzelnen zählen hierzu die im folgenden Schema aufgezeigten Punkte.

Beeinflußbare Faktoren

Durch den Arzt	**Durch den Patienten**
• Schmerzen	• Bewegungsmangel
• Funktionsstörungen (Gelenke, Muskulatur)	• Übergewicht
• Statik und Haltung	• Stoffwechselstörungen
• Psyche	• Haltung und Alltagsbewegung
• Entzündung	• Arbeitsritus (Fehlstereotypien, Sitzschaden)
• Fokalgeschehen	• Freizeitverhalten (Sport, Auto, Mode)
	• Schlafritus (Bett, Schlafhaltung)

Zusätzlich ergibt sich die Notwendigkeit, auch jene Faktoren in die Überlegungen zur Prävention mit einzubeziehen, die als Prädisposition vorliegen. Konstitutionelle Gegebenheiten wie die Schwäche des Stütz- und Bindegewebes, die konstitutionelle Hypermobilität (angeborene Überbeweglichkeit) sowie anatomische Anomalien oder Defekte nach einschlägigen Erkrankungen fallen in diese Gruppe.
Auch schwer erfaßbare Befindensstörungen wie Wetterfühligkeit, vermehrte Schmerzempfindlichkeit und psychische Irritabilität sowie die individuelle intellektuelle Leistungsbreite und die Charaktereigenschaften bleiben weitgehend unbeeinflußbar. Aufgrund der Komplexität der möglichen Störfaktoren erweist es sich häufig als schwierig, sie im einzelnen zu erkennen, um sie gleichzeitig soweit wie möglich auszuschalten.
Eine Optimierung des Behandlungserfolges ist oft nur dann erreichbar, wenn Langzeitbeobachtung bzw. konsequent durchgeführte Präventionsmaßnahmen Hand in Hand gehen.
Den von Schulärzten, Kinderärzten und Orthopäden in den letzten Jahren in erhöhtem Maß festgestellten und aufgezeigten Haltungsstörungen bei Kindern

und Jugendlichen sollte ein verstärktes Interesse entgegengebracht werden, da die im späteren Leben erkennbar zunehmende Krankheitshäufigkeit, insbesondere hinsichtlich der Wirbelsäulenerkrankungen, auf altersspezifische Probleme hindeutet. Das Ziel der Primärprävention einerseits und die frühzeitige Belastung durch Noxen andererseits machen es unerläßlich, schon im Kindesalter entsprechende Maßnahmen zu ergreifen.

Die Wirbelsäule der Erwachsenen wird von den Versäumnissen der Jugendzeit geprägt.

Haltungsstörungen

- **Normal- und Fehlhaltung**
- **Fehlstatik und Fehldynamik**
- **Die Rolle der Psyche**

Eine Haltungsstörung ist das Ergebnis immer wiederkehrender Fehlbelastungen des Achsenorgans. Wird nicht versucht, durch Präventionsmaßnahmen die Normalhaltung und damit die ideale Statik der Wirbelsäule wiederherzustellen, kommt es zu schmerzhaften Störungen.
Die wichtigsten, definierenden Hinweise für die Feststellung von Normal- bzw. Fehlhaltung sind im folgenden aufgeführt.

Normalhaltung	– die aufrechte Haltung geht mit der geringsten erforderlichen Muskelarbeit einher – der Schwerpunkt der Körperstrukturen liegt in einer anatomisch bestimmten Lotlinie
Fehlhaltung	– die Wirbelsäule ist aus ihrer Mittelstellung abgewichen – die neuralen Gelenkfühler zeigen verstärkte Sendeaktivität – die Muskelspannung ist erhöht – die Warnreaktion »Schmerz« stellt sich ein

Drei Gruppen krankmachender Faktoren belasten die Wirbelsäule vordergründig:

- Fehlstatik,
- Fehldynamik,
- gestörte Psyche.

Aus allen drei Bereichen können noch vor dem Auftreten erfaßbarer Veränderungen Schmerzzustände resultieren.

Schmerz als Zeichen funktioneller und/oder struktureller Schädigungen

Der Schmerz ist ein wesentliches Signal der gestörten Körperintegrität und dient somit als sicherer Hinweis auf notwendige Präventionsmaßnahmen. Wenn bestimmte Haltungen oder Bewegungen immer mit Schmerzen verbunden sind, erwachsen daraus früher oder päter Dauerschädigungen. Schmerzbedingte Verspannungen der Stammuskulatur führen primär zu einer anfänglich noch reversiblen (korrigierbaren) Fehlhaltung; ein Zustand, der vor allem im Kindes- und Jugendalter häufig auftritt. Unbehandelt, bzw. bei fehlender Prävention, kann sich daraus ein echter Haltungsschaden mit ossär fixierter irreversibler Fehlform (nicht umkehrbarer Verformungsprozeß des Knochengewebes) entwickeln.

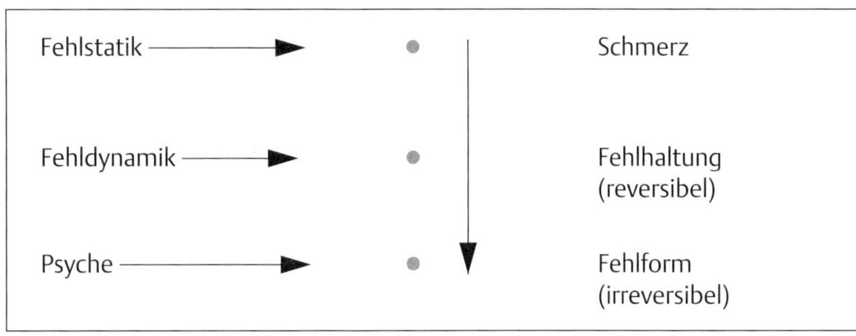

Fehlstatik (statische Überbelastung)

Langes Sitzen, Stehen oder bestimmte Arbeiten ohne Ausgleichsbewegungen bedeuten regionäre Belastungsspitzen, die bei einer Stellung der Wirbelbogengelenke in entspannter Mittellage (entsprechend dem normalen, aufrechten Stehen) noch relativ geringe krankmachende Wirkung haben. Beim Abweichen von der Mittelstellung, d.h. bei der Beugung, Rotation und Seitneigung, wachsen die regionären Belastungen beträchtlich, verursachen Schmerzen und, bei längerem Andauern, strukturelle Veränderungen in den betroffenen Wirbelsäulensegmenten. Diese äußern sich in Form von Bandscheibenschäden und Knochenzacken, die als Abnützungserscheinungen interpretiert werden. Letztlich stellen sie jedoch nur den Versuch des Körpers dar, über die Verbreiterung der Auflageflächen mehr Stabilität zu gewinnen.

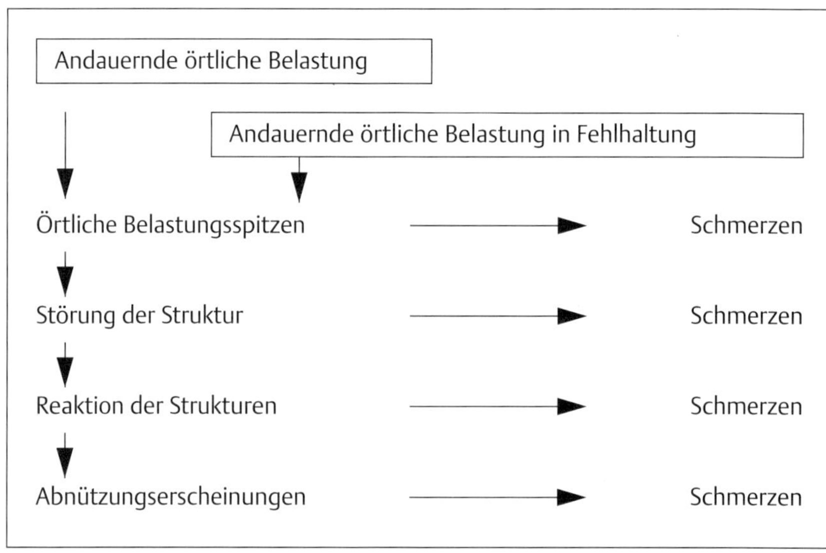

Fehldynamik (dynamische Überbelastung)

Wiederholte eintönige Bewegungen mit der einseitigen vermehrten Belastung identer Muskeln, Bandscheiben und Gelenkareale bedingen ebenso wie kräftige weiträumige Bewegungen im Sport entsprechende Belastungsspitzen in den genannten Strukturen. Als erstes Symptom tritt auch hier der Schmerz als Informant über eine drohende Schädigung in Erscheinung. Später kommt es zu irreversiblen gestaltlichen Veränderungen in den Strukturen, die im Röntgenbild als sogenannte Abnützungserscheinungen imponieren und potentielle Beschwerdegeber sind.

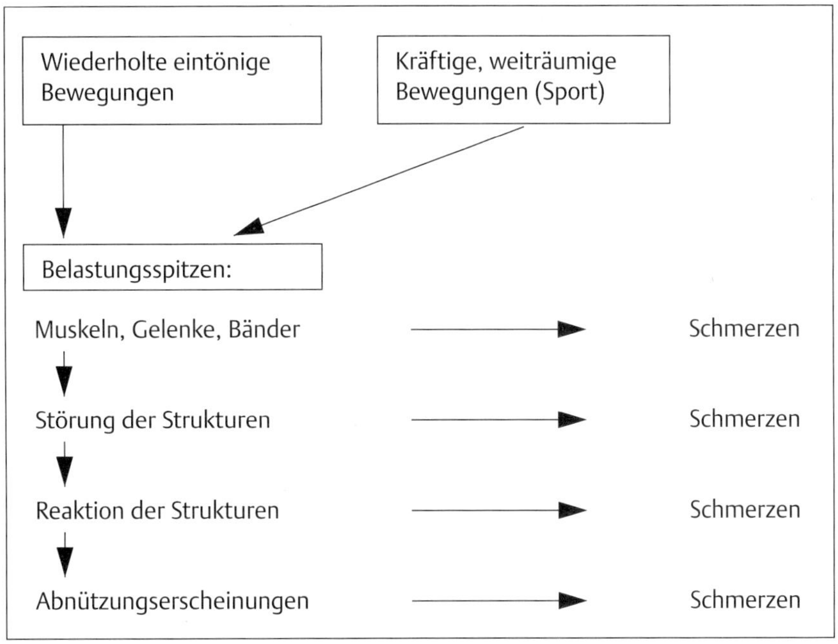

Psyche und Wirbelsäule

Die Muskulatur reagiert auf bestimmte Reize mit Verspannungen. Neben den bereits erwähnten Reaktionen auf Fehlstatik und Fehldynamik unterliegt der Spannungszustand auch psychischen Einflüssen. Innerlich verspannte Menschen sind auch muskulär verspannt. Besonders im Nacken-, Schulter- und Brustwirbelsäulenbereich reagiert die Muskulatur deutlich auf entsprechende Noxen. Mechanismen, die schon vor der Entwicklung der Sprache zum Informationsaustausch mittels Haltung dienten und evolutionär verankert sind, werden auch heute noch bei einer Konfrontation mit emotionsgeladenen Situationen wirksam und demonstrieren Rang, Stellung bzw. Hierarchie in einer Gruppe. Aggression, Furcht oder Unterwerfung verändern in typischer Weise die Haltung. Sie demonstrieren nach wie vor die seelische Verfassung eines Menschen. Wendungen wie »stolz erhobenen Hauptes« oder »Halsstarrigkeit«, um nur einige zu nennen, bringen den Zusammenhang von Psyche und Haltung auch in der Sprache zum Ausdruck.
Die Chronifizierung psychischer Zustände wie Angst, Trauer, Frustration oder Aggression nimmt einen wesentlichen Einfluß auf das Muskelsystem und führt gleichfalls zu Verspannungen, Fehlhaltung und Schmerzen.

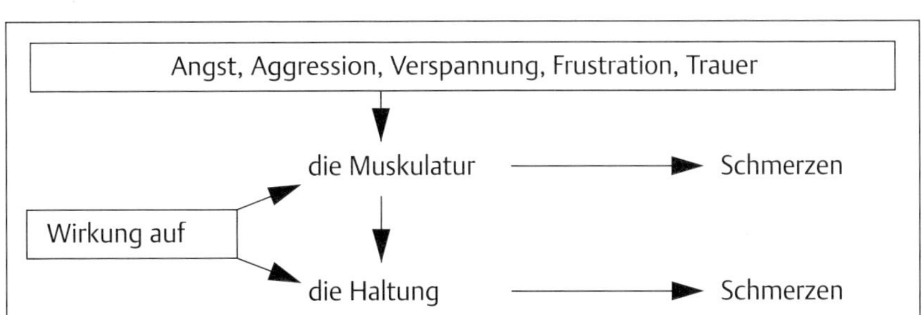

Folgen der Fehlbelastungen

Die Einwirkungen von Fehlbelastungen auf die Wirbelsäule und deren Folge, die Fehlhaltung, werden zusammenfassend im Schema dargestellt.
Eine Lordose (Krümmung der Wirbelsäule nach vorne, »Hohlkreuz«) im Lendenwirbel- und Halswirbelsäulenbereich führt zur Spondylarthrose (chronisch degenerative Veränderung der rückwärtigen Wirbelanteile), die Kyphose (Krümmung der Wirbelsäule nach hinten, »Buckel«) im Bereich der Brustwirbelsäule zur Osteochondrose (degenerativer Prozeß an den vorderen Wirbelanteilen).

Fehlbelastung

↓

Muskuläre Dysbalance
Kopf vorgeschoben
HWS: vermehrte Lordose
Schulter hoch- und vorgezogen
BWS: vermehrte Kyphose
Bauch vorgewölbt
LWS: vermehrte Lordose (Hohlkreuz)
Hüftgelenk leicht gebeugt
Bewegungssegmente nicht in Mittelstellung

↓

Fehlhaltung

Störfaktoren im Kindes- und Jugendalter

- Erziehungsfehler
- Schule und Schulmöbel
- Bewegungsmangel
- Schulsport

Untersuchungen über den Gesundheitszustand von Schülern im deutschen Sprachraum ergaben die in *Tabelle 2* aufgeführten Resultate.

Tab. 2

Schüler im deutschen Sprachraum

Befunde	Anzahl der betroffenen Schüler in Prozent
Haltungsschwächen	60%
Übergewicht	30%
Motorisch ungeschicktes Verhalten/Koordinationsschwächen	30–40%
Leistungsschwaches Herz-Kreislauf-System	20–25%

Die Hauptursache für diese unerfreuliche Entwicklung liegt in Bewegungsmangel und falscher Ernährung.

Störfaktoren bei Kindern im Vorschulalter

Kinder im Vorschulalter weisen an sich einen natürlichen Bewegungs- und Spieltrieb auf, der – unbeeinflußt – für den notwendigen Ausgleich anfallender Wirbelsäulenbelastungen sorgen kann. Gefährdet sind Kinder dieser Altersstufe jedoch durch Erziehungsfehler. Jegliche Umlenkung des vorhandenen Bewegungsbedürfnisses zu einer sitzenden Beschäftigung (heute speziell mittels der Betreuung durch die »elektrische Großmutter«, das Fernsehgerät) sollte vermieden werden.

Negative Auswirkungen zeigt auch die zwar aus Liebe angebotene, aber bedenkliche Überernährung. Ein Kind muß nicht zum Essen, auch nicht zum »Wegessen« aufgefordert werden. Sein unverbildetes Hunger- und Sättigungsgefühl sorgt ganz natürlich für die richtigen Maße.

Die kindliche Ernährung sollte, ebenso wie die der Erwachsenen, reich an Eiweiß, Gemüse, Salaten und Obst sein. Eine Grundgeschmacksrichtung auf »süß« sollte vermieden werden. So ist vom »Naschen« von Zucker- und Weißmehlprodukten nicht nur im Hinblick auf die Gesunderhaltung der Zähne abzuraten.

Die Wurzeln der Fettleibigkeit liegen in der Kindheit.

Störfaktoren bei Kindern und Jugendlichen im Schulalter

Vermeidbar sind die jetzt schädigenden Einflüsse, wenn

- die Schulmöbel ein belastungsarmes Arbeiten erlauben,
- Schulsport und Pausengymnastik forciert werden,
- Hausaufgaben mit Spiel- und Bewegungsintervallen abwechseln
- und zu angemessenen Sportarten hingeführt wird.

Wie wesentlich eine ergonomische Gestaltung der Schulmöbel ist, zeigt *Abbildung 4.* Die Schulmöbel, aber auch die Arbeitsmöbel des Kindes zu Hause müssen

- an die zunehmende Körpergröße anpaßbar sein und
- eine schräge pultförmige Arbeitsfläche aufweisen.

Ein weiteres Hauptanliegen besteht darin, dem zivilisationsbedingten Bewegungsmangel frühzeitig und beständig entgegenzuwirken. Schlechte Beispiele der Eltern prägen die Kinder. Vertretbare Entfernungen sollten deshalb gemeinsam mit den Kindern zu Fuß bewältigt und das Auto in der Garage gelassen werden.

Die im Lehrplan für den Schulsport vorgesehenen Zeiten sind nicht ausreichend; die Pausengymnastik ist weithin unbekannt. Dabei würden bereits wenige Minuten mit einfachen Ausgleichsbewegungen nach jeder Schulstunde wohltuend wirken. Diese Form der Pausengymnastik ist beispielsweise im asiatischen Raum bereits Bestandteil des Schulwesens.

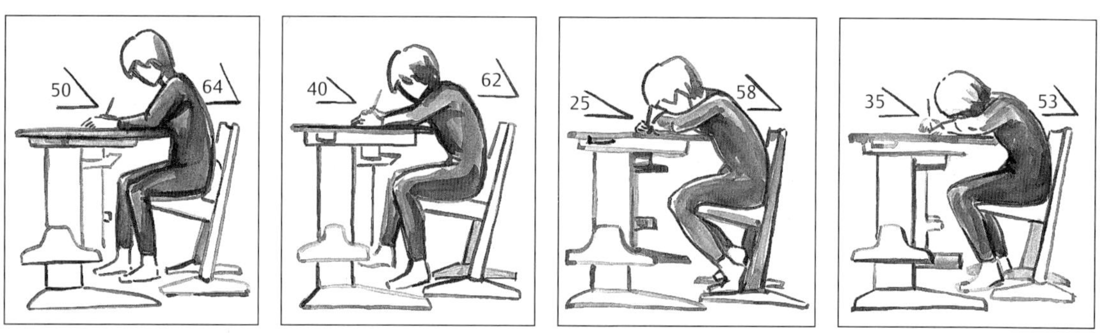

4a, b Serienaufnahmen im Abstand von 2 Minuten zeigen den raschen Haltungsverfall bei ergonomisch falschen Schulmöbeln bzw. den muskulären Abbau des Schülerrückens im Verlaufe des Schultages

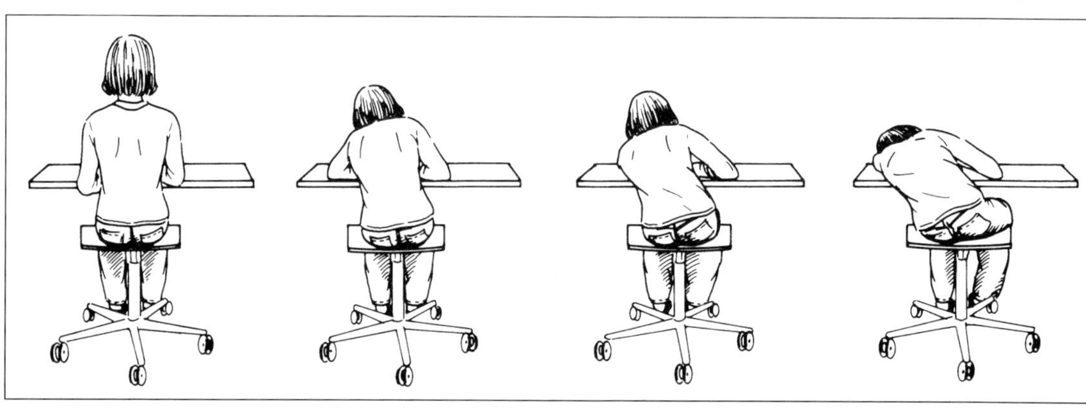

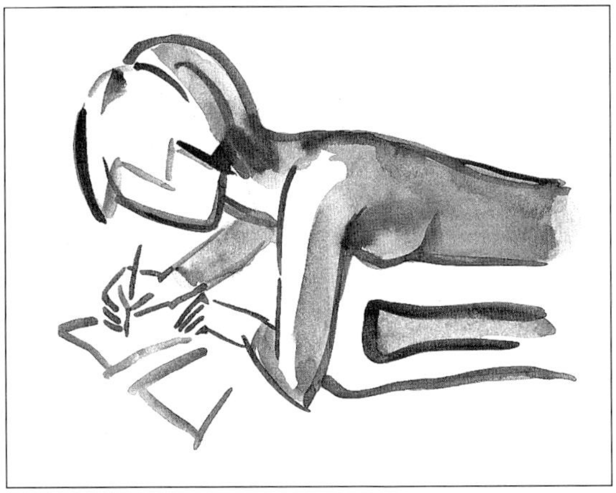

3
Alternative Haltung für »Hausaufgaben«. Entlastung der Wirbelsäule in Bauchlage auf einem Keilkissen

Um kindlichem Bewegungsmangel vorzubeugen, ist die Hinleitung zu sportlichen Aktivitäten zu empfehlen, zumal die im Kindesalter erlernten und frühzeitig gut beherrschten Sportarten ein wahrscheinlicher Garant dafür sind, daß diese im späteren Leben weiter ausgeführt werden. Bei Berücksichtigung der im Schema angeführten Punkte läßt sich die Entwicklung vom Spielkind zum wirbelsäulengeschädigten Erwachsenen vermeiden.

Spielkind
Schulkind – Sitzkind
über Maladaptation
zum Wirbelsäulenschaden des Erwachsenen

Über mögliche Sportschäden, die die wenigen, frühzeitig dem Hochleistungssport ausgesetzten Kinder betreffen, deren Wirbelsäule extremen dynamischen Überbelastungen ausgesetzt ist, informiert das Kapitel »Sport und Wirbelsäule« ab Seite 118.

- **Fehlender Bewegungsausgleich**
- **Freizeitschäden**
- **Mode und Wirbelsäule**

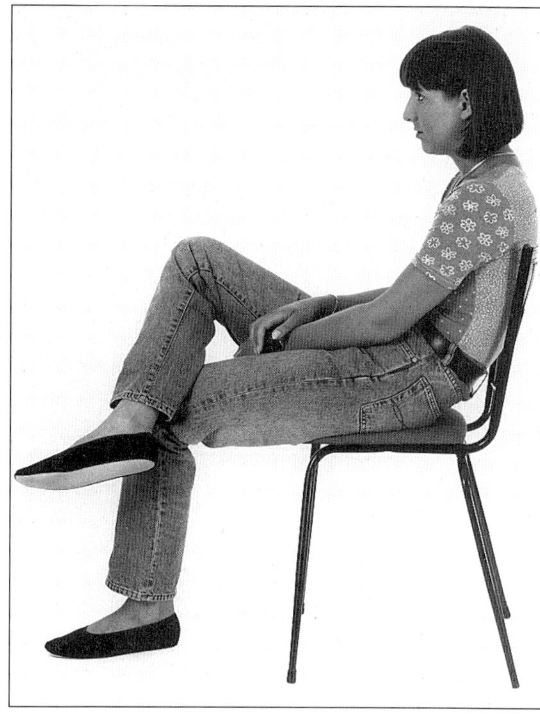

Störfaktoren im Erwachsenenalter

Die sogenannten Errungenschaften der Zivilisation treffen zumeist die Altersstufe der Erwachsenen. Störfaktoren aus dem Berufsleben und der Freizeit summieren sich und bedingen bei gleichzeitiger Abnahme der Belastbarkeit der Strukturen des Bewegungsapparates die zunehmende Anfälligkeit der Wirbelsäule. Eine kindliche Maladaptation geht dem zumeist voraus. Die »Feinde« der Wirbelsäule sind im Erwachsenenalter jedoch berufs- und freizeitbedingt:

Ansatzpunkte der Prävention:	
• Sitzschaden	• Vibrationen
• Bewegungsmangel	• Ernährungsfehler
• Arbeitsfehler	• Sportschäden

Sitzschäden

Der mit dem Bewegungsmangel eng verbundene und schon im Kindes- und Jugendalter einsetzende Sitzschaden begleitet Betroffene durch alle Altersstufen hindurch. In einem speziellen Kapitel der »Wirbelsäulenschule« wird folglich auf das falsche Sitzen und die richtige Sitztechnik ausführlich eingegangen *(S. 5ff.)*. Wie weit der Begriff des »Sitzens« unser ganzes Leben bestimmt, geht bereits aus entsprechenden Formulierungen hervor; vom »Besitz« über »Sitzung« und »Sitz-

fleisch« bis zum »Sitzen zwischen zwei Stühlen«, »auf dem Pulverfaß –, in der Tinte –, an der Quelle –, auf dem hohen Roß sitzen«, um nur einige der gebräuchlichsten Wendungen zu nennen, zeigt der sprachliche Gebrauch, daß dem »Sitzen« eine wesentliche Bedeutung beigemessen wird.
Sitzend beginnen wir den Tagesablauf mit dem Frühstück; wir sitzen im Auto, auf dem Weg zur Arbeit und schließlich am Arbeitsplatz. Abends fahren wir sitzend nach Hause, essen im Sitzen – zu viel –, und sitzen zuletzt – schon wieder – vor dem Fernsehgerät. Selbst das Stehen und Gehen dient vielfach nur zum Wechsel der Sitzgelegenheiten. Es erhebt sich die berechtigte Frage, ob für den zivilisierten Menschen dieser Tage die biologische Bezeichnung »homo erectus« (Geschöpf mit aufrechter Haltung) noch angezeigt ist, oder ob sie nicht besser durch den Begriff »homo sedens« (sitzendes Geschöpf) ersetzt werden sollte.

Vibrationsnoxen

Wirbelsäulenschädigende Einflüsse des Sitzens verstärken sich noch beträchtlich, wenn die sitzende Tätigkeit zum Beispiel beim Autofahren oder beim Bedienen von Arbeitsmaschinen (Traktor, Bagger, Stapler usw.) stattfindet, denn hier gesellen sich zusätzliche, besonders schädliche niederfrequente Vibrationsnoxen hinzu. Untersuchungen von Autofahrern ergaben: Wenn nur die Hälfte der täglichen Sitzarbeit im Kraftfahrzeug verbracht wird, wächst die Häufigkeit lumbaler Bandscheibenschäden (Bandscheibenbeschwerden im Lendenwirbelbereich) um das Dreifache an. Auch bei Arbeiten mit Preßlufthämmern, Kettensägen und ähnlichem betreffen Vibrationsschäden die Wirbelsäule und andere Strukturen des Bewegungsapparates.
Die Analyse der schädigenden Wirkungen von Vibrationen auf den menschlichen Organismus zeigen, daß sie nicht nur eine mechanische Erregung in den Strukturen des Bewegungsapparates nach sich ziehen, sondern auch Nerven, Blutgefäße und Steuerorgane des Stoffwechsels mit krankhaften Veränderungen auf die nicht biologischen Schwingungen reagieren. Vor allem die Einwirkung stochastischer (unregelmäßiger), niederfrequenter Vibrationen bei sitzender Körperhaltung wirkt sich sehr nachteilig aus.
Speziell für den Wirbelsäulenbereich ist anzumerken, daß Vibrationen den Bandscheibenapparat und die Gelenkknorpel besonders belasten. Vibrationen stören den Stoffwechsel der Bandscheiben und fördern somit deren Degeneration.
Nach heutigen Erkenntnissen werden Vibrationsschäden auch durch das Unvermögen der Muskulatur begünstigt, entsprechende Verhaltensmuster zur Schwingungsabwehr zu leisten. Teilkörperschwingungen, wie sie beim Betrieb handgehaltener Maschinen (Kettensägen, Schlagbohrmaschinen usw.) auftreten, belasten zunächst die oberen Extremitäten; bei lang andauernder Tätigkeit sind aber auch negative Einwirkungen auf die Halswirbelsäule und die obere Brustwirbelsäule nicht auszuschließen. Gleiches gilt für Rackettsportarten (Tennis, Squash), die erhebliche Schwingungsintensitäten über den Arm und die Schulter in die Halswirbelsäule einbringen.

Paradoxerweise können auch aus einem völlig unerwarteten Bereich, nämlich der der Mode, Vibrationsschäden erwachsen (*Abb. 5*).

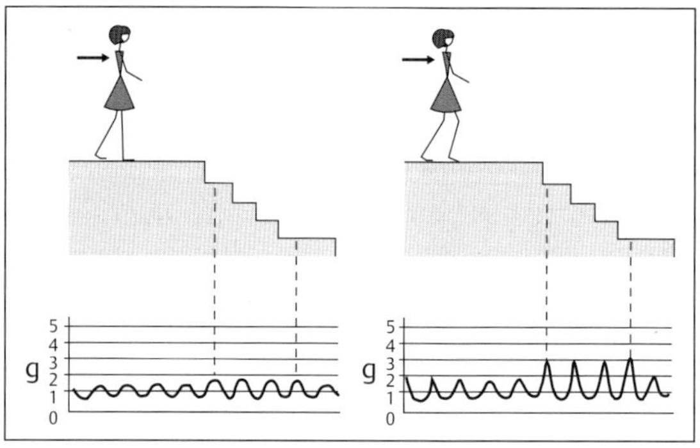

5
Die zunehmenden vibrationsbedingten Drucksteigerungen in der Lendenwirbelsäule beim Tragen hoher Absätze werden im Akzelerogramm (nach Münchinger) nachweisbar; **a** normale Absatzhöhe, **b** hohe Absätze

Münchinger hat anhand von Akzelerogrammen nachgewiesen, daß beim Tragen hoher Schuhabsätze vibrationsbedingte Druckimpulse die Kreuzregion treffen. Sie sind doppelt so hoch wie beim Gebrauch normal geformter, bequemer Schuhe. Die aus dem Treppabgehen resultierenden stochastischen (unregelmäßigen) Schwingungen bedeuten bei hohen Absätzen sogar eine dreifache Belastung.

Eine weitere, aus der Mode heraus geborene Belastung der Wirbelsäule stellen zu eng geschnittene Jeans dar (*Abb. 6*). Die Träger(innen) nehmen eine ungesunde Sitzhaltung in großbogiger Totalkyphose ein. Dahinzu kann die Beengung zu einem Druck auf die Hüftgegend führen.

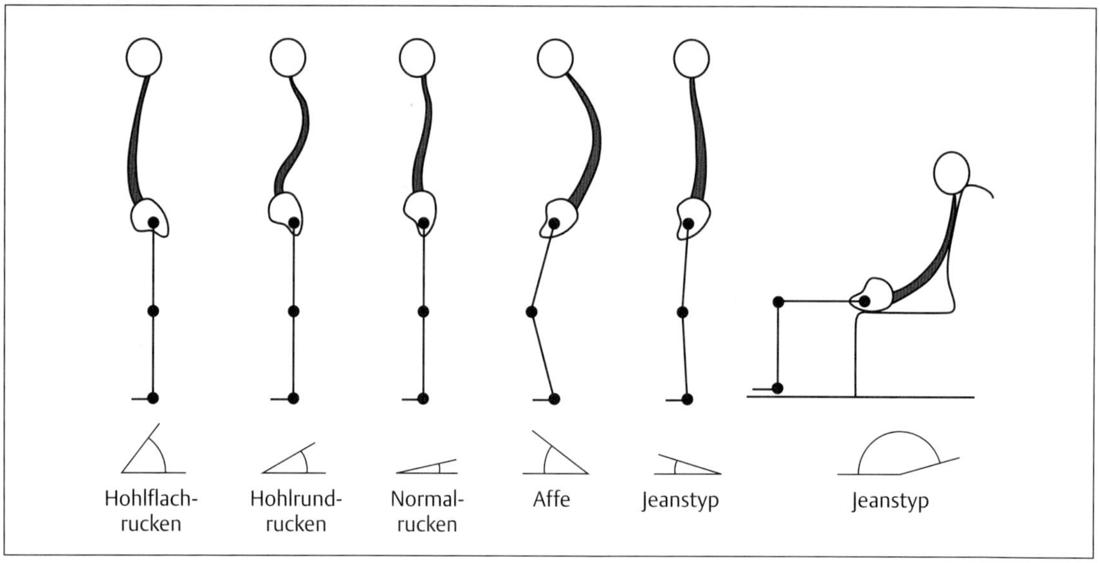

6 Versuch der Typisierung

Gleichfalls schädigend wirkt das regelmäßige Tragen figurbetonender fester Mieder, es schwächt die ohnehin zivilisationsgeschädigte Bauchmuskulatur und trägt zur muskulären Dysbalance bei.

Inwieweit die Qualität des verwendeten Bekleidungsmaterials biologisch als indifferent zu bezeichnen ist, bleibt noch wissenschaftlich abzuklären. Im Gegensatz zu unbedenklichen Naturstoffen wie Seide, Wolle, Baumwolle, Leinen und Leder bewirken Kunstfasern (Nylon, Perlon, Skai usw.) eine hohe elektrostatische Aufladung.

Bewegungsmangel

Dieses Fehlverhalten begleitet die Menschen aller Altersklassen ebenso wie die Sitzschäden. Wie allgemein für den Gesamtorganismus gültig, so kann auch speziell im Bereich der Wirbelsäulenschule davon ausgegangen werden, daß die Funktionstüchtigkeit der Wirbelsäule an ihre richtige Beanspruchung gebunden ist. Denn Bewegungsmangel schadet nicht nur dem Bewegungsapparat, sondern einer ganzen Reihe von Körpersystemen. Dies verdeutlicht die Gegenüberstellung der Auswirkungen von Bewegungsmangel und falscher Lebensführung einerseits und der Auswirkungen von Training und sinnvoller Lebensführung andererseits.

Bewegungsmangel: Funktionstüchtigkeit nimmt ab	Training: Funktionstüchtigkeit nimmt zu
Reserven fehlen – Müdigkeit	Stabilisierung des Organismus
Nachlassende Ausdauer	Vermehrte Ausdauer
Hohe Herzfrequenz	Niedrige Herzfrequenz
Schlechte Sauerstoffutilisation	Optimierte Sauerstoffutilisation
Unelastische Gefäße	Elastische Gefäße
Hoher Glykogenbedarf	Schonung der Glykogenreserven
Anaerober Stoffwechsel	Aerober Stoffwechsel
Ermüdungsprodukte	Weniger Ermüdungsprodukte
Gestörter Fettstoffwechsel	Optimierte Fettverbrennung
Hoher Cholesterinspiegel	Niedriger Cholesterinspiegel
Schlechte Reizanpassung	Verbesserte Reizadaptation
Überschießende Alarmreaktion	Milde Alarmreaktion
Unausgeglichenes Vegetativum	Entlastetes Vegetativum
Belastete Psyche	Ausgeglichene Psyche

Generell gilt bezüglich der Reizaussetzung:

Zu geringe Reize	– Verkümmerung
Angemessene Reize	– Optimierung
Zu intensive Reize	– Schädigung

Als Konsequenz für die gesamte Lebenshaltung ergibt sich in der Wirbelsäulenschule:

Bei sitzender oder monotoner Arbeit braucht der Mensch einen täglichen Bewegungsausgleich von mindestens 1 Stunde.

Ein Teil dieser Zeit sollte dem auf den Seiten 87 ff. vorgestellten wirbelsäulengerechten Gymnastikprogramm vorbehalten bleiben, welches die gleichfalls regelmäßig zu betreibenden Ausdauersportarten ergänzen kann. Vorteilhaft ist es, die spezielle Wirbelsäulengymnastik abends vor dem Schlafengehen vorzunehmen, um dem tagsüber aufgebauten Streß sowie den Verspannungen entgegenzuwir-

ken. Sie dient der Vorbereitung einer entspannten Nachtruhe. Eine gesunde, entspannte Schlafhaltung fördert dabei zusätzlich die Durchsaftung der Bandscheiben.
Im Kapitel »Wirbelsäule im Alltag« (*103ff.*) werden diese Probleme sowie die Einzelheiten aus dem Arbeitsleben, das gleichfalls eine ganze Reihe von Belastungen für die Wirbelsäule aufweist, näher beleuchtet.

Falsche Lebensführung

Eine berufsbedingte Wirbelsäulenschädigung kann durch unbedachtes Freizeitverhalten verstärkt werden.
Grundsätzlich muß in der Freizeit ein der Berufsbelastung entgegengesetztes Verhalten gewählt werden, d.h. die im Beruf aufgezwungene Körperhaltung sollte nicht durch ähnliche Tätigkeiten zu Hause wieder eingenommen werden.

Handarbeiten/ Gartenarbeiten

Nähen, Stricken, Basteln usw. belasten sowohl über das Sitzen als auch über die notwendige Anteflexionshaltung (Vorbeugehaltung) die Wirbelsäule. Sitzberufler brauchen jedoch viel Bewegung. Auch Schwerarbeiter, die an ihrem Arbeitsplatz heben, tragen usw., sollten gleichfalls einen Ausgleich durch unbelastetes Bewegen suchen. Von schwerer Gartenarbeit ist in diesem Falle besonders abzuraten, und auch das Handanlegen beim Bau des Eigenheims ist nicht empfehlenswert.

Hormonelle Kontrazeptiva

Auch die Antibabypille nimmt einen nicht von vornherein erwarteten und auch nur indirekten Einfluß auf bestehende Wirbelsäulenbeschwerden. Sie ist jedoch ein Faktor, der bei der Rehabilitation und Prävention eine Abklärung verlangt.
Das seit Jahrzehnten gebräuchlichste Mittel zur Empfängnisverhütung besitzt, neben den im Beipackzettel aufgezählten Nebenwirkungen, auch eine das Stütz- und Bindegewebe negativ beeinflussende Eigenschaft. Das Gewebe weist eine Auflockerung und vermehrte Dehnbarkeit auf. Die angesprochenen Strukturen, die für die Funktionstüchtigkeit der Wirbelsäule mitverantwortlich sind, deuten ähnliche Veränderungen an, wie sie während der ersten Schwangerschaftswochen auftreten. Dies ist ein bei eventuell bereits konstitutionell vorgegebener Gewebsschwäche unerwünschter Faktor. Patientinnen mit chronisch rezidivierendem Kreuzschmerz, etwa bei ligamentär-muskulär bedingter Ursache, oder Frauen mit von der Halswirbelsäule ausgehenden Kopfschmerzen sind gut beraten, die »Pille« auf Dauer zu vermeiden. Gleiches gilt für hormonelle Kontrazeptiva mit niedrigem Hormonanteil. Ein diesbezügliches Gespräch mit dem behandelnden Arzt wäre ratsam.

Genußgifte

Alkohol, Tabak usw. sind dem Gesamtorganismus und somit auch dem Bewegungsapparat nicht zuträglich.

Störfaktoren im fortgeschrittenen Alter

- Fehlende Aktivierung
- Häusliche Situation
- Arzneimittelmißbrauch

Das Älterwerden ist von regressiven, abbauenden Vorgängen begleitet. Bezüglich der Wirbelsäule heißt dies, daß das Knochengewebe an Festigkeit verliert, die Bandscheiben dünner und zerreißlicher werden und der Gelenkapparat sich verschlechtert. Auch die Muskulatur und die neurale Steuerung sind davon betroffen.

Bewegungsmangel

Im Zusammenhang mit einer im Alter oft anzutreffenden Multimorbidität (gleichzeitiges Bestehen verschiedener Krankheiten bei einem Patienten) und der begleitenden allgemeinen und geistigen erhöhten Ermüdungsbereitschaft bahnt sich ein Circulus vitiosus an, dem unbedingt entgegengewirkt werden sollte. Die durch regressive Vorgänge bedingte verminderte Tüchtigkeit des Bewegungsapparates verleitet in Verbindung mit der Ermüdungsbereitschaft und einer oft eingetretenen Vereinsamung sowie eventueller Multimorbidität Senioren dazu, in den Zustand absoluten Bewegungsmangels zu geraten, der wiederum die ablaufenden Abbauvorgänge beschleunigt.

Schlafstörungen

Schlafstörungen bzw. das, was dafür gehalten wird, stellt sich bei älteren Patienten häufig als Problem dar. Der ältere Mensch braucht jedoch meistens deutlich weniger Schlaf, und gar nicht selten würde eine vier- bis sechsstündige Schlafdauer völlig ausreichend sein. Frühes Zu-Bett-Gehen und die Länge der Nacht verleiten dazu, eine Schlafstörung anzunehmen, und der Patient versucht, die Schlafdauer mit Schlafmitteln künstlich zu verlängern.
Abgesehen davon, daß ein langzeitiger Gebrauch solcher Medikamente zur Abhängigkeit führen kann, sind auch Folgeerscheinungen bei Tag wie Müdigkeit und Tonusverminderung (Verminderung der Gewebe-, insbesondere der Muskelspannung) nicht auszuschließen. Bestehen tatsächlich Einschlafstörungen, so sind diese meist durch einfaches Vorgehen beherrschbar. Ein kleiner Spaziergang, leichte Gymnastik, nicht zu heißes Duschen und eventuell eine Tasse Baldriantee reichen zur Behebung der Störung meist aus. Zusätzlich sollte dem Patienten angeraten werden, nicht an das Schlafen als Problem zu denken, d.h. nicht mit dem Gedanken »hoffentlich kann ich heute schlafen« zu Bett zu gehen, denn

Alles auf das man wartet, verschlechtert die Einschlafbereitschaft, auch das »Warten auf den Schlaf«.

Präventionsmaßnahmen

Eine entsprechende Aktivierung des Patienten ist vordringliches Ziel jeder Prävention. Erfolgen kann dies durch

- Anregungen zur Bildung von Seniorengymnastikgruppen mit Wirbelsäulenlehrern, die im Einklang mit den Ausführungen dieses Buches wirken;
- Veranstaltungen; insbesondere der Gesellschaftstanz eignet sich zur schonenden Aktivierung des Bewegungsapparates;
- Animierung zur Beibehaltung der jeweils noch ausführbaren sportlichen Betätigung;
- Ernährungsberatung nach den auf *Seite 124f.* aufgezeigten Details.

Wenn die Umstände es erfordern, sollten Senioren darüber aufgeklärt weden, wie sie häusliche Gegebenheiten besser den eingeschränkten Fähigkeiten des Bewegungsapparates anpassen können. Empfehlenswert sind

- größere Höhe der Betten, Stühle und der Waschgelegenheit,
- Haltegriff in Bad und Toilette,
- Armlehnen, die das Aufstehen erleichtern,
- Transportroller für den Einkauf,
- Entfernen der Teppiche oder Absichern gegen Wegrutschen.

Beurteilung der Wirbelsäule

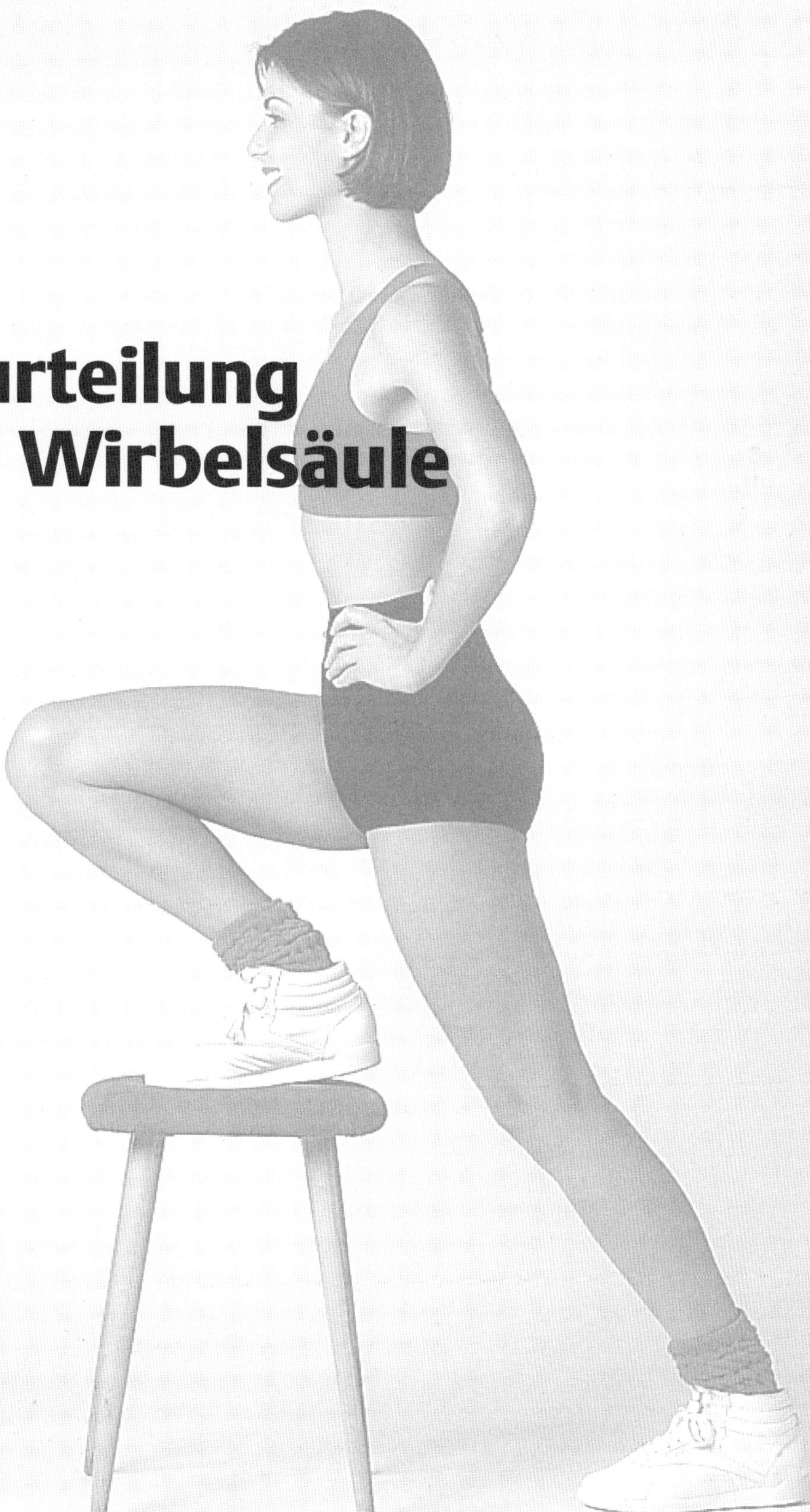

Inspektion

Auch für den nichtärztlichen Wirbelsäulenlehrer besteht die Notwendigkeit, einen Überblick über den Funktionszustand der Wirbelsäule zu gewinnen. Die Beurteilung erfolgt in drei Schritten.

1. Schritt

Die ersten wichtigen Eindrücke über
- das allgemeine Bewegungsverhalten (lebhaft, eingeschränkt, behindert) und
- die Körperhaltung (aufrecht, gebeugt, schlaff)

werden bereits bei der ersten Begegnung gewonnen.

2. Schritt

Am weitgehend entkleideten Wirbelsäulenschüler (Bade-, Turnanzug o.ä.) erfolgen die nächsten Schritte der Beurteilung:

• Wie ist der Gang?	– gleichmäßig – Anspannung der Gesäßmuskulatur – Mitbewegung der Arme
• Betrachtung von vorne	– Konstitutionstyp – Ernährungszustand – Atembewegung
• Betrachtung von hinten	– Rückenlinie – Beckenstellung – Schulterhöhenvergleich – Lotlinie (Hinterhauptmitte – Gesäßfalte – Mitte zwischen den Füßen)
• Seitbeugen	– harmonische Krümmungslinie – Seitenvergleich
• Seitliche Betrachtung	– Wirbelsäulenkrümmungen (Hohlkreuz – Rundrücken) – Niveau zwischen Brustkorb und Bauch
• Vorbeugen	– Finger-Boden-Abstand (FBA) – Krümmungslinie des Rückens

- Lotlinie (vom Gehörgang zu drei Querfinger vor dem äußeren Knöchel)

3. Schritt

Der Therapeut sollte sich ein grob orientierendes Bild über die Bewegungsfähigkeit der einzelnen Wirbelsäulenregionen verschaffen.

- Lendenwirbelsäule
  - Ante- und Retroflexion (Vor- und Zurückbeugen in die Hauptbewegungsrichtungen)
  - leichte Lateroflexion (Seitbeugung)
  - Rotationsbewegung des Rumpfes (Rumpfkreisen) und kräftigere Seitbeugung aus dem thorakolumbalen Übergang (unterste Brustwirbel- und oberste Lendenwirbelsäule)
- Brustwirbelsäule
  - Anteflexion ist Hauptbewegungsausschlag
  - Retroflexionsfähigkeit ist geringer
- Halswirbelsäule
  - Rotation mit dem Kinn von Schulter zu Schulter (ca. 80 Grad beidseits)
  - Vorbeugen mit dem Kinn bis zum Brustbein
  - Zurückbeugen bis zum fast waagrecht liegenden Hinterhaupt
  - Seitbeugung von 45 Grad nach beiden Seiten

Festgestellte Bewegungsbehinderungen der einzelnen Abschnitte können auf verschiedenen Störungen beruhen. Die entsprechende Beurteilung stützt sich auf die Ergebnisse der Beweglichkeitsprüfung, die dazu aktiv (durch den Schüler selbst), passiv (Bewegungsführung durch den Therapeuten) und gegen Widerstand ausgeführt werden muß.

Bewertung

- Im Normalzustand: Die Bewegung ist aktiv und passiv frei und schmerzlos möglich.
- Bei gelenkbedingten Störungen: Aktive und passive Bewegungen sind gestört und schmerzhaft.
- Muskuläre Störungen: Sie zeigen eine freie passive, aber aktiv eingeschränkte und schmerzhafte Bewegung. Nimmt bei entsprechendem Widerstand gegen die Bewegungsrichtung der Schmerz zu, bestätigt dies eine muskuläre Störung.
- Schädigung des Nervensystems: Schmerz und Kraftlosigkeit während des durchgeführten Tests signalisieren Schädigungen des Nervensystems.

Im Zweifelsfall ist immer ein Arzt hinzuzuziehen.

Muskelsystem und Behandlungsprinzipien

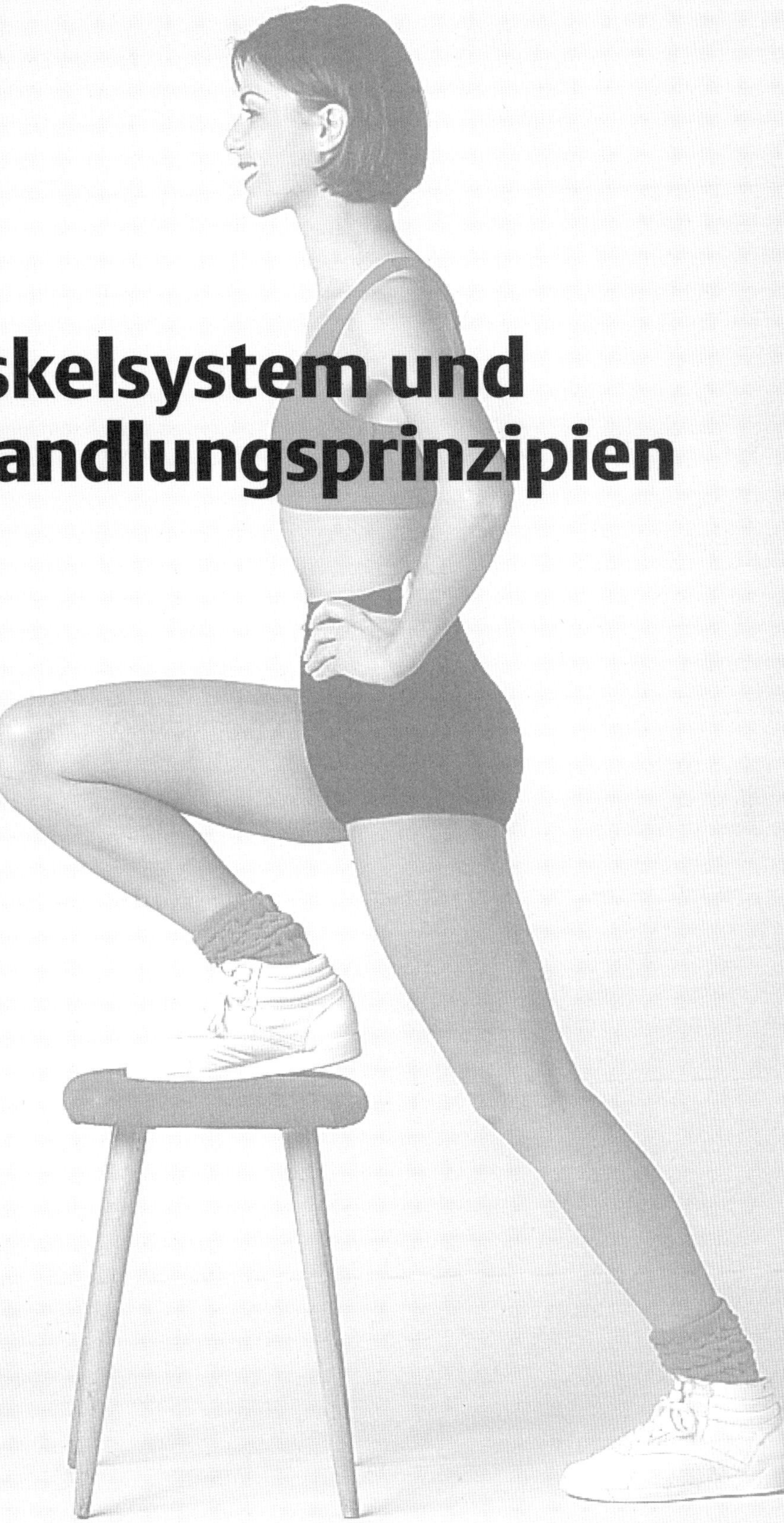

Tonische und phasische Muskeln

Der Aufbau des menschlichen Muskelsystems bestimmt in hohem Maße das Übungsvorgehen in der Wirbelsäulenschule. Die folgende Einteilung der Muskulatur in zwei Funktionsgruppen ist für die korrekte Anwendung verschiedener Techniken grundlegend.

Funktionsgruppe	Eigenschaften
Posturale oder tonische Muskulatur = Haltungsmuskulatur	– rascher Trainingserfolg – langsame Ermüdung – Neigung zu Verspannung und Verkürzung
Phasische Muskulatur = Muskeln der feinen Bewegungen	– langsamer Trainingserfolg – rasche Ermüdung – Neigung zur Abschwächung

Behandlungsprinzip

Tonische und phasische Muskelgruppen stehen sich als Antagonisten (Gegenspieler) funktionell gegenüber. Durch überaktive tonische Muskeln wird nach neurophysiologischen Gesetzen die Abschwächungsbereitschaft phasischer Muskeln begünstigt (z. B. tonische Rückenstrecker versus phasische Bauchmuskulatur). Zu beachten ist ferner, daß sich die Verspannungs- und Abschwächungstendenz im Laufe des Lebens ändert (*Abb. 7a, b*). Aufgrund der ständigen Dominanz tonischer Muskeln bedeutet diese Gegensätzlichkeit für die Wirbelsäulenschule ein gesetzmäßiges Übungsvorgehen:

Zuerst verkürzte tonische Muskeln dehnen, erst dann phasische Muskeln kräftigen.

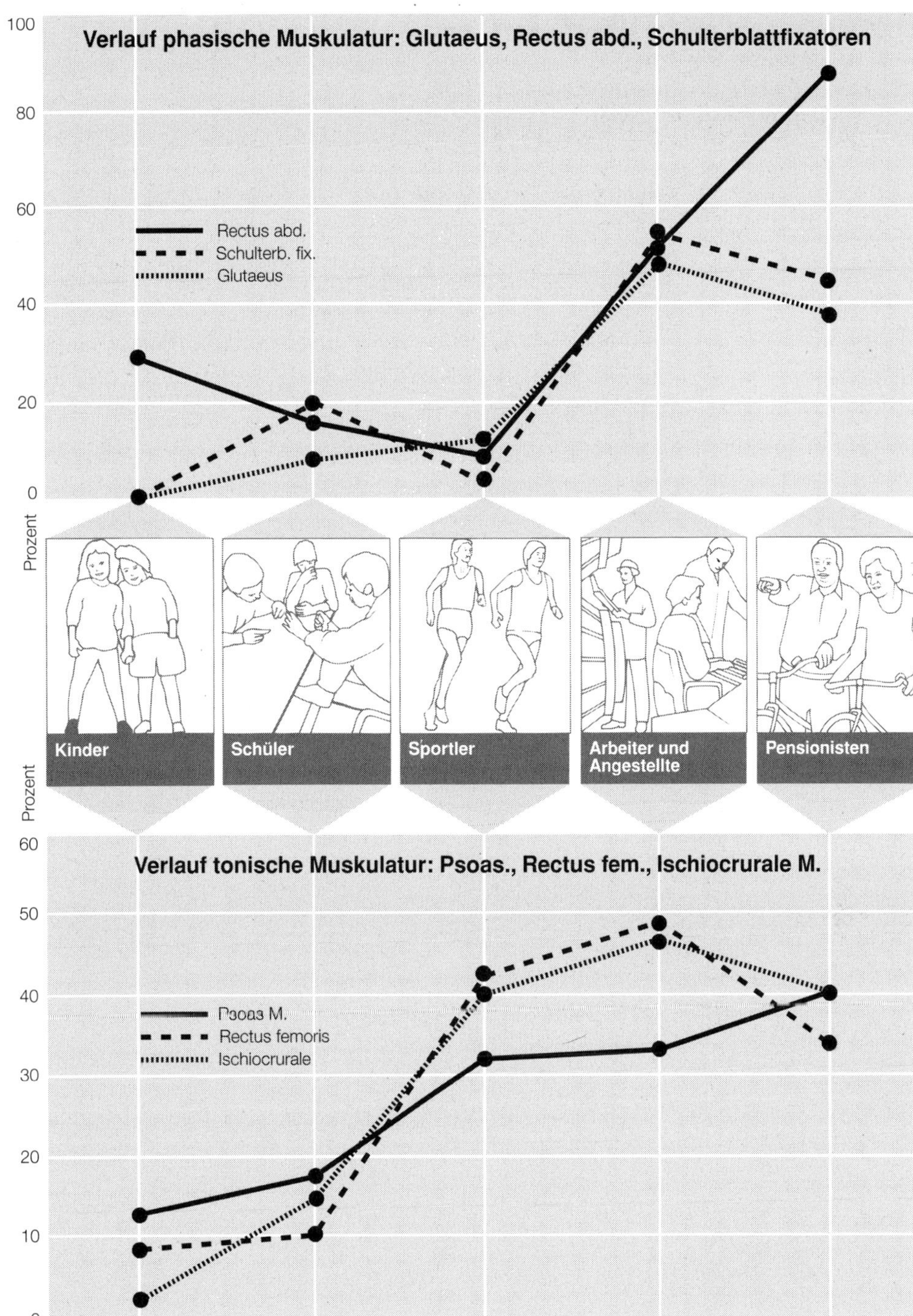

7
Verlauf des Muskelfunktionszustandes

a Altersabhängige Abschwächung phasischer Muskelgruppen mit auffälliger Progredienz der Bauchmuskulatur

b Die Verspannung tonischer Muskelgruppen erreicht in mittleren Lebensjahren den Höhepunkt

Dehnungstechniken für verkürzte Muskeln

- Die einzelnen Muskeln und Muskelgruppen
- Techniken im Stehen, Sitzen und Liegen

Gedehnt werden stets nur verkürzte Muskeln. Folgendes Vorgehen ist bei Dehnungen zu beachten und einzuhalten:

- Einnehmen der Dehnstellung in maximal möglicher Längsausdehnung des Muskels (z.B. zu seiner Identifikation).
- Anschließend Dehnen durch die Schwerkraft, das Körpergewicht usw.
- Beibehalten der Dehnstellung zwischen 10 und 20 Sekunden.
- Beim Dehnen darf ein Gefühl des Ziehens auftreten, aber keine Schmerzen.
- Kein Wippen, keine ruckartigen Bewegungen.
- Mehrmalige Wiederholungen bei ungenügendem Effekt.
- Bei paarig verspannten Muskeln seitengleiches Vorgehen.

Folgende tonische Muskeln und Muskelgruppen neigen zu Verkürzungen:

- Absteigender Kapuzenmuskel (M. trapezius pars descendens)
- Großer Brustmuskel (M. pectoralis major)
- Rumpfstrecker der Lendenwirbelsäule (M. erector trunci pars lumbalis)
- Quadratischer Lendenmuskel (M. quadratus lumborum)
- Lendenmuskel (M. iliopsoas)
- Hintere Oberschenkelmuskeln (ischiokrukale Muskulatur)
- Innere Hüftmuskulatur, insbesondere die »Beinanzieher« (Mm. adductores)
- Gerader vorderer Oberschenkelmuskel (M. rectus femoris)

Um der Verkürzung der erwähnten Muskeln bzw. Muskelgruppen entgegenzuwirken, haben sich folgende Dehnungstechniken bewährt:

Dehnung des absteigenden Kapuzenmuskels (M. trapezius pars descendens)

Erkennen der Verkürzung:

Die Muskelsilhouette erscheint konvex (»gotische Schultern«). Die Kopfseitneigung ist eingeschränkt.

Dehnübung:

Fixation der Schulter durch Erfassen der gleichseitigen Hand im Kreuz (*Abb. 8*).
Kopf zur Gegenseite neigen und zur Seitneigungsseite blicken (Fazilitation).

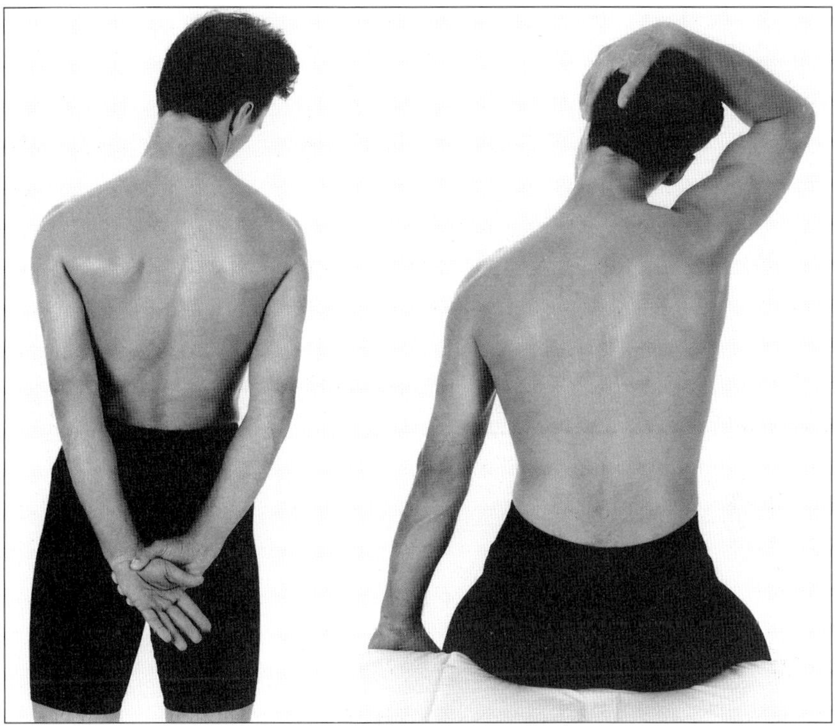

8

Dehnen des Trapezmuskels. Der Arm der Dehnungsseite wird mit der anderen Hand tief am Rücken fixiert und der Kopf dann langsam so weit wie möglich zur Gegenseite geneigt (Schwerkraft einwirken lassen!).
Verstärken läßt sich der Dehnungseffekt, wenn im Sitzen der Arm der Dehnungsseite frei herabhängt und die andere Hand die Seitneigung des Kopfes nach isometrischer Vorspannung unterstützt.

Dehnung des großen Brustmuskels (M. pectoralis major)

Erkennen der Verkürzung: In Rückenlage erreicht der seitlich nach oben erhobene gestreckte Arm beim Sinkenlassen mit dem Ellenbogen nicht die Unterlage (Brustkorb fixieren!) (*Abb. 9a*).

Dehnübung im Stehen: Auf der Dehnungsseite werden Arm und Hand in »Hallo-Grußstellung« gebracht. Die Hand nimmt Kontakt am Türpfosten der geöffneten Tür. Das gleichseitige Bein macht einen Vorwärtsschritt. Dadurch wird der Oberkörper nach vorne gezogen und der Brustmuskel gedehnt (*Abb. 9b*).

Dehnübung im Sitzen: Sitzhaltung mit gegrätschten Beinen (Reitsitz) zur Beckenfixierung. Mit erhobenem gestreckten Arm und gespreizten Fingern rotiert der Oberkörper unter gleichsinniger Kopfdrehung maximal zur Seite des erhobenen Armes.

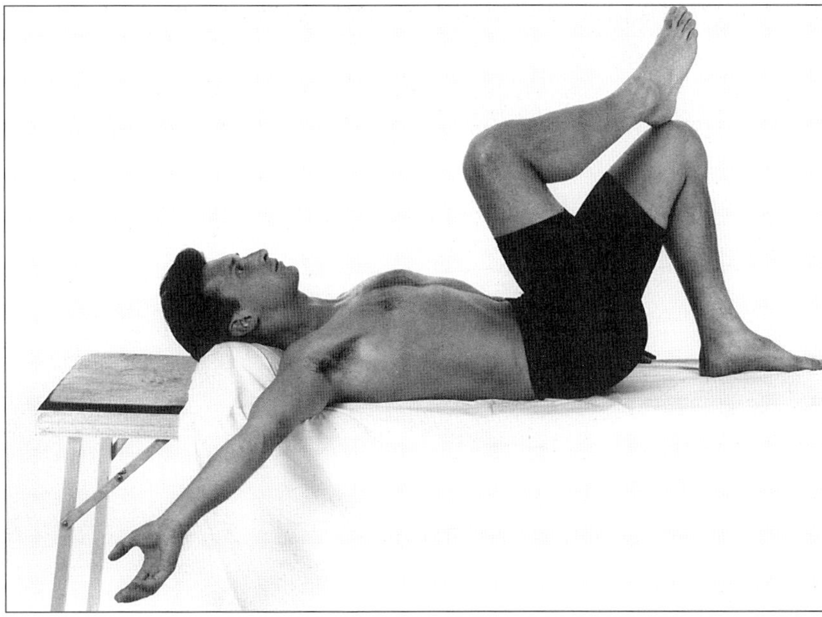

a

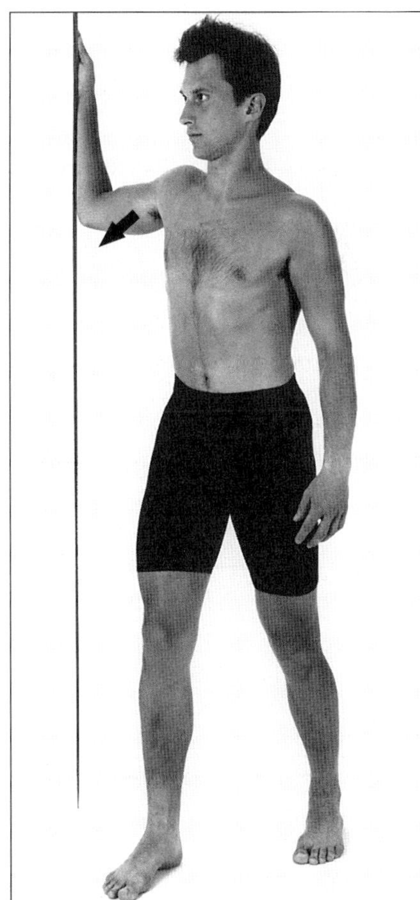

b

9

Dehnen des großen Brustmuskels in Rückenlage (**a**): Die abgebildete Haltung der Beine dient zur Ausschaltung der Lendenlordose. Der seitlich nach oben gestreckte, frei hängende Arm dehnt den Brustmuskel durch die Schwerkraft.

Dehnen des großen Brustmuskels im Stehen (**b**). Grußstellung des Armes mit Gegenhalt am Türpfosten. Die Schrittstellung des gleichseitigen Beines bringt den Oberkörper nach vorne und dehnt so den Muskel.

Dehnung der Rumpfstrecker der Lendenwirbelsäule (M. erector trunci pars lumbalis)

Erkennen der Verkürzung: Sitzhaltung auf einem Stuhl. Beim Vorbeugen erreicht der Kopf nicht das Knie. Die Lendenlordose wird nicht aufgehoben.

Dehnübung im Sitzen: Den Oberkörper nach vorne unten beugen und die Schwerkraft einwirken lassen.

Dehnübung im Stehen: Den Oberkörper nach vorne beugen, die Beine umfassen und den Oberkörper zu den Beinen ziehen.

Dehnübung in Rückenlage: Die gebeugten Knie werden mit ineinander verschränkten Fingern umfaßt. Nach isometrischer Anspannung gegen die fixierenden Hände (ca. 6 Sek.) ziehen diese die Knie zum Kinn *(Abb. 10)*.

Dehnung des Lendenmuskels (M. iliopsoas)

Erkennen der Verkürzung: In Rückenlage befindet sich das Gesäß am Ende einer Liege. Das nicht zu untersuchende Bein wird vom Schüler selbst zur Brust gezogen. Bleibt das andere Bein in leichter Hüftbeugung, bedeutet dies eine Verkürzung des M. iliopsoas.

Dehnübung in Rückenlage: Ausgangslage ist die beschriebene Teststellung. Das hängende Bein wird durch die Schwerkraft gedehnt *(Abb. 11 a)*.

Dehnübung im Stehen: Ein Fuß steht auf der Liege (Knie in Brusthöhe). Der Oberkörper wird nach vorne geschoben. Die Leiste bewegt sich zur Ferse am Tisch.

10

Dehnen der Rumpfstrecker der Lendenwirbelsäule: In Rückenlage werden die angewinkelten Knie mit verschränkten Fingern umfaßt. Nach isometrischer Anspannung gegen die fixierenden Hände ziehen diese die Knie kinnwärts.

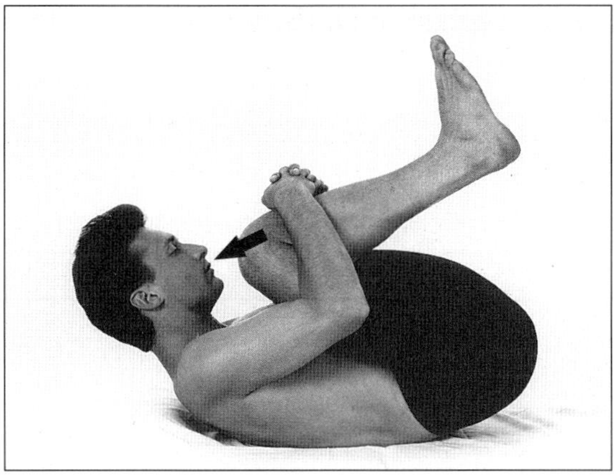

11 a

Dehnung des Lendenmuskels in Rückenlage: Das Gesäß am Tischende, wird ein gebeugtes Bein zur Brust gezogen und mit den Händen fixiert. Der Oberschenkel des frei hängenden Beines der Dehnungsseite soll bis zur Waagrechten absinken und mit dem Unterschenkel einen rechten Winkel bilden (Normalsituation). Bei Verkürzung bleibt der Oberschenkel leicht angehoben. Die Dehnung erfolgt nach isometrischer Anspannung in der darauffolgenden Entspannungsphase durch die Schwerkraft.

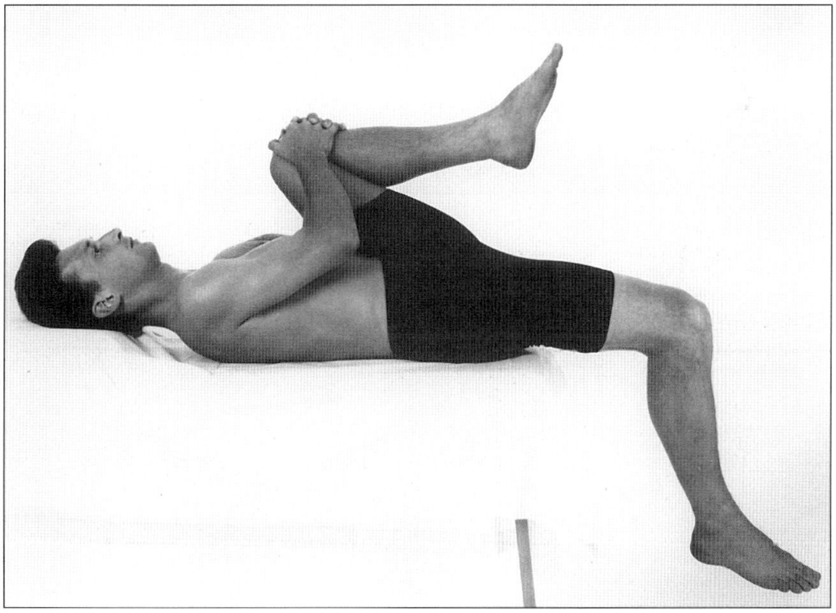

Übungsvariante aus kniender Stellung:

Auf einem Bein knien, das andere Bein steht im Knie um 90 Grad gebeugt davor, der Fuß am Boden. Die Hände stützen sich auf diesem Bein ab. Das kniende Bein wird nach hinten gestreckt und die gleichseitige Hüfte in Richtung des aufgesetzten Fußes bewegt. Der Rücken muß gerade sein – kein Hohlkreuz *(Abb. 11 b)*.

Dehnung der hinteren Oberschenkelmuskulatur (ischiokrurale Muskulatur)

Erkennen der Verkürzung: In Rückenlage kann das im Knie gestreckte Bein nicht bis zu einem rechten Winkel angehoben werden.

Dehnübung im Stehen: Das zu dehnende Bein steht gestreckt, das andere fixiert das Standbein durch Überkreuzen von vorne. Mit den Händen am Kreuz neigt sich der Oberkörper langsam und mit gestrecktem Rücken nach vorne (*Abb. 12*).

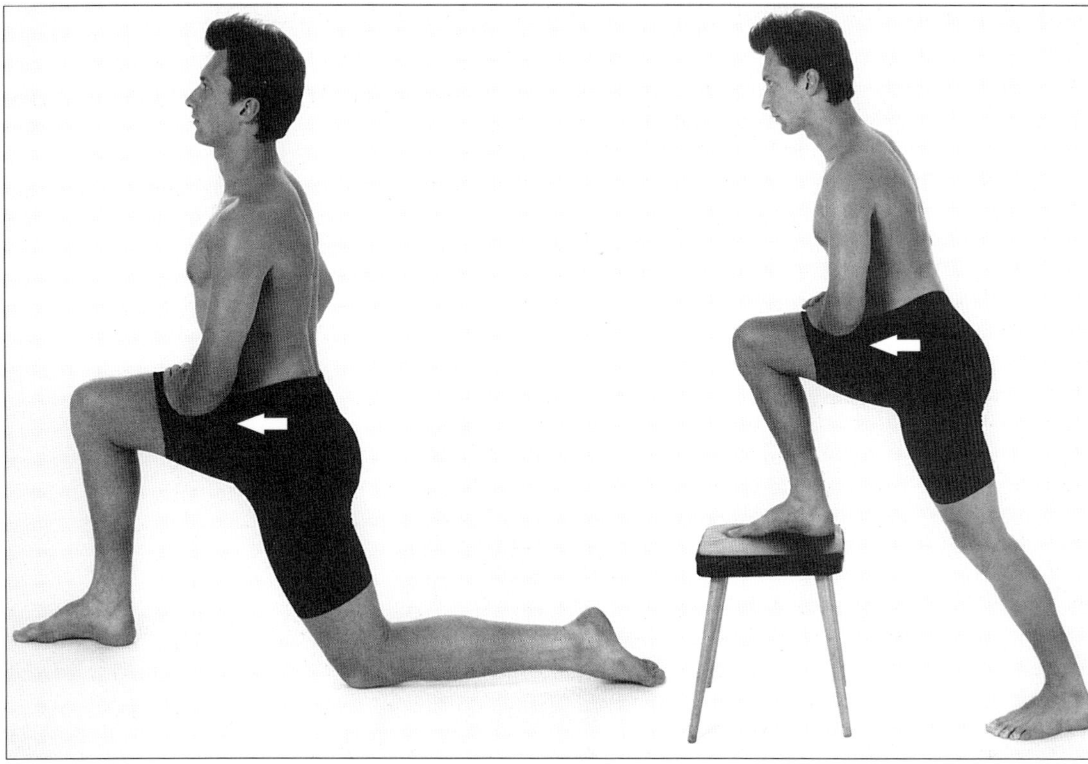

11 b Varianten zur Dehnung des Lendenmuskels: Knieposition auf der Dehnungsseite. Das andere Bein wird mit der gesamten Fußfläche vorn am Boden aufgesetzt und das Becken unter Vermeidung einer Hohlkreuzstellung nach vorne geschoben. Möglich ist auch eine Variante im Stehen, wobei sich der Fuß auf einem Schemel befindet.

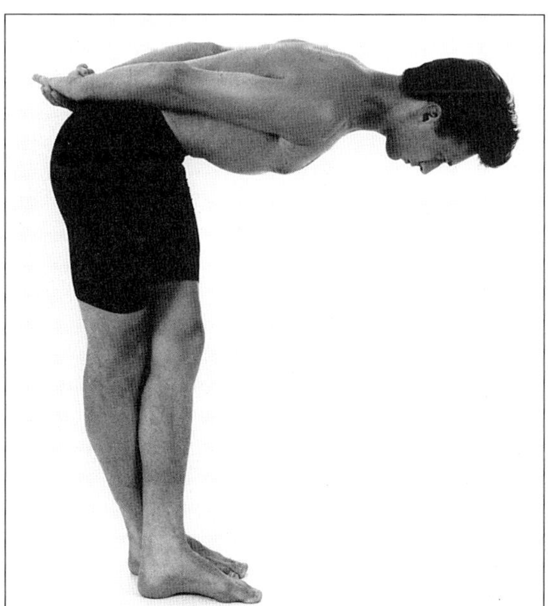

12

Dehnen der hinteren Oberschenkelmuskeln im Stehen: Das zu dehnende Bein ist durchgestreckt, das andere fixiert das Standbein durch vorderes Überkreuzen. Mit den Händen am Rücken wird der gestreckte Oberkörper langsam weit nach vorn gebeugt.

Dehnung der Adduktorenmuskulatur (»Beinanzieher«; Mm. adductores)

Erkennen der Verkürzung: In Rückenlage erkennt man eine ungenügende Abspreizfähigkeit der Beine (Seitenvergleich!).

Dehnübung im Stehen: Grätschstellung, ein Bein gebeugt, das andere gestreckt. Durch zunehmendes Beugen kommt es zur Dehnung der Adduktoren des gestreckten Beines. Der Fuß muß nach vorne zeigen! (*Abb. 13*).

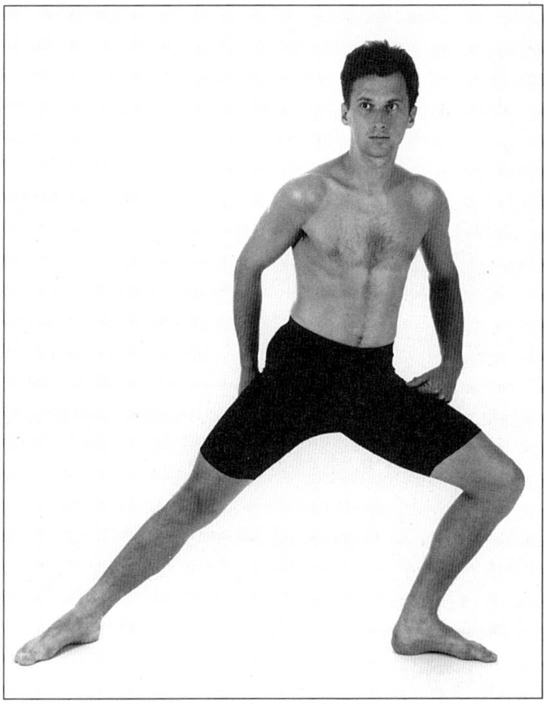

13

Dehnung der Adduktoren (Muskulatur der »Beinanzieher«) im Stehen: Grätschstellung, ein Bein gebeugt, das andere gestreckt. Durch verstärktes Beugen kommt es zur Dehnung der Adduktoren des gestreckten Beines.

Dehnung des geraden vorderen Oberschenkelmuskels (M. rectus femoris)

Erkennen der Verkürzung: In Rückenlage wird die Teststellung für den M. iliopsoas eingenommen. Beim Beugen des hängenden Unterschenkels verstärkt sich die Beugung im Hüftgelenk.

Dehnübung im Stehen: Der Übende befindet sich im Einbeinstand und stützt sich mit der Hand ab. Die andere Hand zieht den Fuß (Ferse) zum Gesäß, das Becken wird nach vorne geschoben. Durch die Überstreckung im Hüftgelenk (Hohlkreuz vermeiden) erfolgt die Dehnung (*Abb. 14*).

Variante im Sitzen: Seitlich auf der Sesselkante sitzend wird die gleiche Übung vorgenommen.

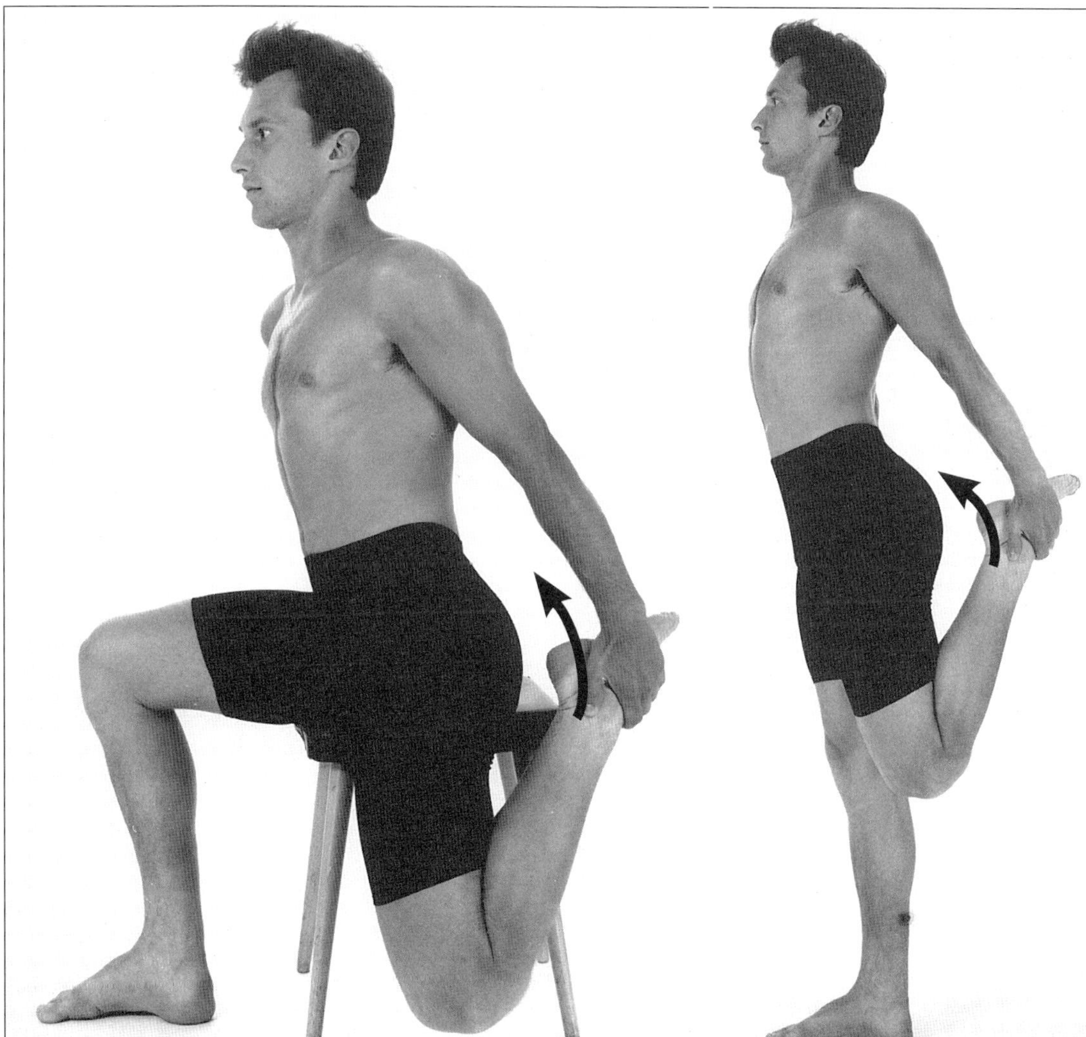

14 Dehnen des geraden vorderen Oberschenkelmuskels: Die Hand umfaßt den Fuß des im Kniegelenk gebeugten Beines und zieht diesen nach hinten und oben, die Ferse zeigt zum Gesäß. Als Variante ist auch eine sitzende Ausgangsstellung möglich.

Harmonisierung des Muskelsystems

Abschließend sei noch eine einfache Übung vorgestellt, die den Gesamttonus des Muskelsystems im Sinne einer Harmonisierung beeinflußt (*Abb. 15*).

Phase 1 Ausgangsposition: Normales Stehen, beide Füße sind gleichmäßig belastet. Der Blick ist in die Ferne gerichtet.

Phase 2 Beide Arme in Streckstellung mit nach vorn gedrehten Handflächen leicht vom Körper abspreizen.

Phase 3 Das Hinterhaupt hoch erhoben, werden die Kleinfinger beider Hände maximal abgespreizt. Die aufsteigende Tonisierung wird bis zum Schulter-/Nackenbereich verspürt.

Phase 4 Erheben auf die Zehenspitzen und 10 Sekunden so verharren. Dies aktiviert die unteren (kaudalen) Muskelpartien.

Phase 5 Rückkehr zur Ausgangsposition und entspannen.

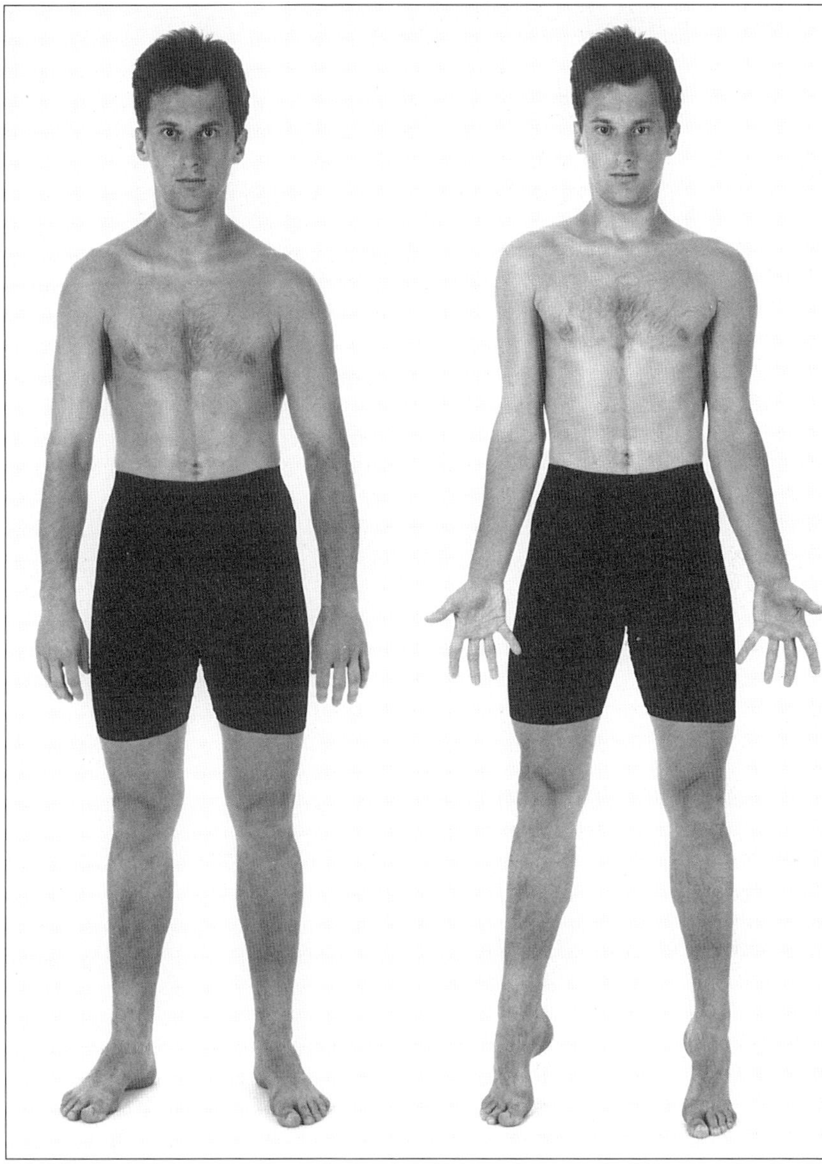

15

Gesamttonisierung des Muskelsystems: Ausgangsposition normales Stehen, der Blick geht in die Ferne. Arme in Streckstellung leicht abspreizen. Die Handflächen zeigen nach vorne. Hinterhaupt hoch anheben, Finger spreizen. Erheben auf die Zehnspitzen. In dieser Position 10 Sekunden verharren. Dann Rückkehr zur Ausgangsposition und entspannen.

Kräftigungsübungen für geschwächte Muskeln

- Einzelne Muskeln und Muskelgruppen
- Isometrische und langsame dynamische Übungen

Zur Abschwächung neigen folgende phasische Muskeln und Muskelgruppen:
- Oberflächliche Halsbeuger
- Tiefe Halsbeuger
- Nackenstrecker
- Schulterblattfixatoren (mittlerer Trapezmuskel, Rhombenmuskel, seitlicher Sägemuskel)
- Bauchmuskulatur (M. rectus, M. obliquus, M. transversus abdominis)
- Großer Gesäßmuskel (M. glutaeus maximus)
- Mittlerer und kleiner Gesäßmuskel (M. glutaeus medius et minimus).

Prinzipiell stehen für die Wirbelsäulenschule zwei Trainingsarten zur Muskelkräftigung zur Verfügung. Diese sind

1. Die isometrische Aktivierung
Sie erfolgt durch 6 Sekunden langes Anspannen des Muskels mit maximaler Kraft in Mittelstellung der Gelenke gegen festen Widerstand.

2. Die langsame dynamische (isokinetische) Muskelkraftsteigerung
Sie wird mit 50 Prozent der Muskelkraft gegen Widerstand und zehnmaliger Wiederholung ausgeführt.

Kräftigung oberflächlicher Halsbeuger

Erkennen der Abschwächung: In Rückenlage kann der Kopf gegen den Fingerdruck auf die Gegend der Nasenwurzel kaum, oder nur erschwert, abgehoben werden.

Alternative Stellung: Nach 20 Sekunden Rückenlage mit abgehobenem Kopf treten Wackel- und Zitterbewegungen auf.

Kräftigungsübung im Sitzen: Isometrisches Drücken der Stirn gegen die Widerstand leistende Hand.

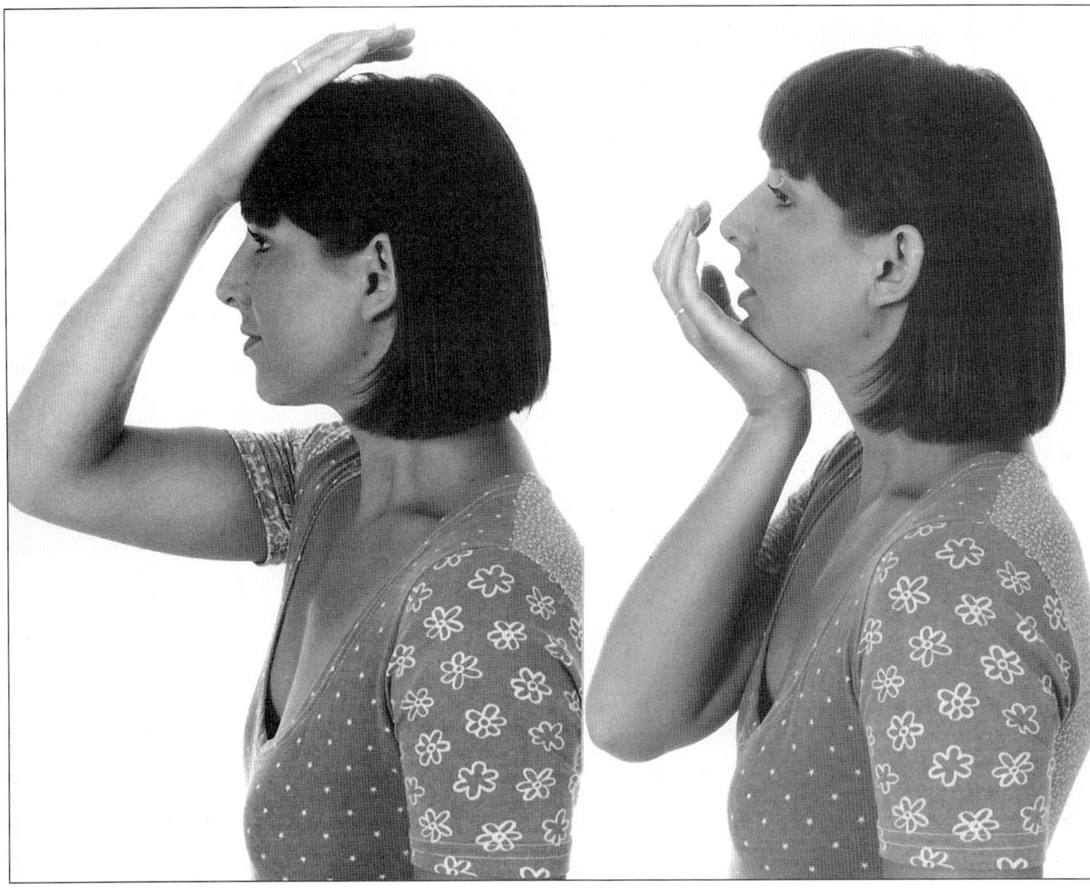

16 Kräftigung der oberflächlichen Halsbeuger: Gegen die Widerstand leistende eigene Hand wird mit der Stirn ein isometrischer Druck von 10 Sekunden Dauer ausgeübt. Ein isometrischer Druck mit dem Kinn gegen die Hand bewirkt die Kräftigung der tiefen Halsbeuger.

Kräftigung der tiefen Halsbeuger

Erkennen der Abschwächung: In Rückenlage zeigt sich die Abschwächung beim Kopfbeugen gegen Widerstand unter dem Kinn.

Kräftigungsübung: Das Kinn drückt isometrisch, bei halb geöffnetem Mund zur Ausschaltung der Zungengrundmuskeln, gegen die Widerstand leistende Hand nach unten (*Abb. 16*).

Kräftigung für die Nackenstrecker

Erkennen der Abschwächung: In Bauchlage, mit an den Körper angelegten Armen, zeigt sich die Kraftminderung beim Nackenstrecken gegen Widerstand durch leichten Druck auf das Hinterhaupt.

Kräftigungsübung: Isometrische Anspannung durch Druck gegen die am Hinterhaupt liegenden verschränkten Finger (*Abb. 17*).

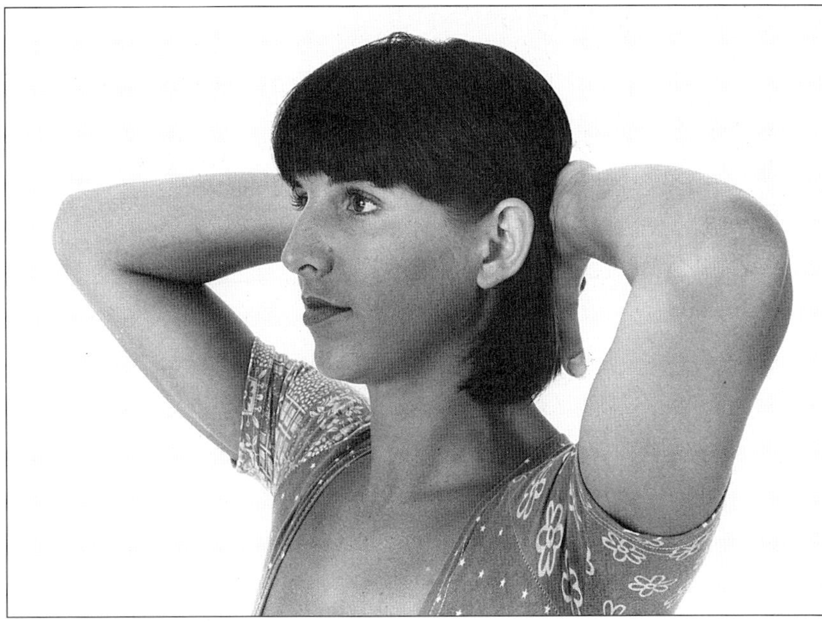

17

Kräftigungsübung für die Nackenmuskulatur: Leichter isometrischer Druck von 10 Sekunden Dauer gegen die am Hinterhaupt verschränkten Hände.

Kräftigung der Schulterblattfixatoren

Erkennen der Abschwächung: Liegestütz mit gestrecktem Ellenbogen: Bei Abschwächung heben sich die Schulterblätter flügelförmig ab.

Alternative Teststellung: In Bauchlage, mit den Armen seitlich am Körper, können die Schulterblätter gegen den Widerstand der gekreuzt gehaltenen Hände des Therapeuten nicht zur Mitte gezogen werden.

Kräftigungsübungen: In Bauchlage:
Mit im Nacken oder vor der Stirn verschränkten Händen Abheben beider Ellenbogen und Halten dieser Stellung (*Abb. 18a*) oder eine Variation mit nach rückwärts gestreckten Armen (*Abb. 18b*).
In Rückenlage:
Isometrisches Anspannen durch Drücken der leicht abgespreizten Oberarme gegen die Unterlage.

Im Sitzen:
Die abgewinkelten Ellenbogen bei nach außen gedrehten Händen bodenwärts strecken.

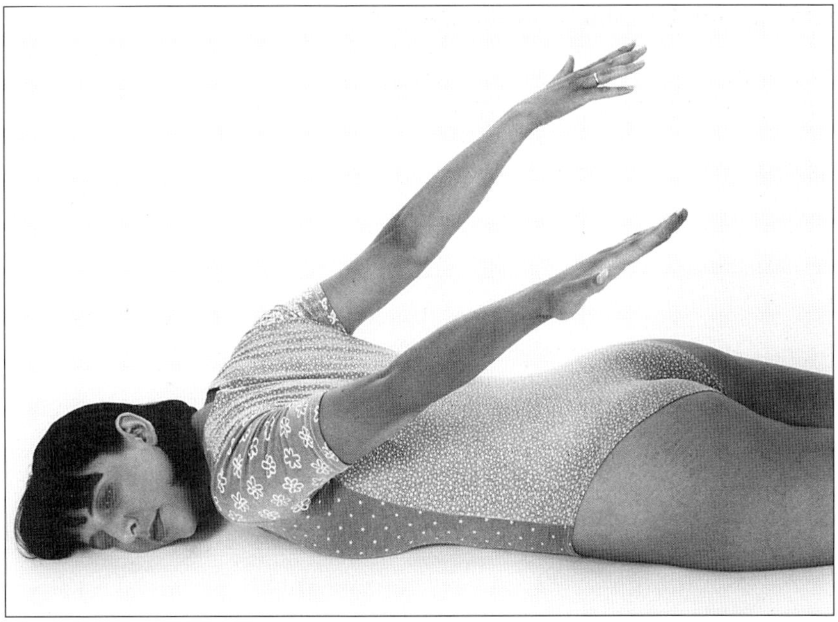

a Die nach hinten abgehobenen und gestreckten Arme bleiben 10 Sekunden in dieser Position.

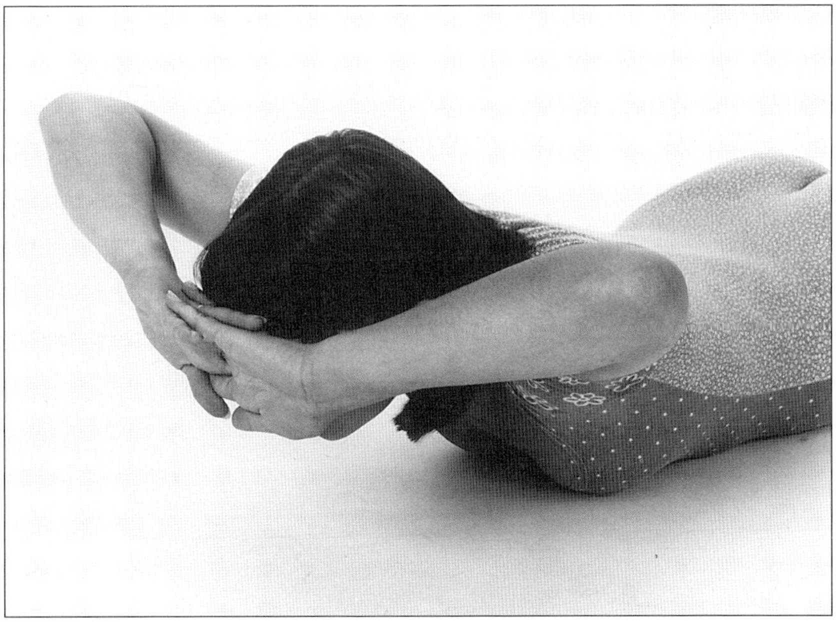

b Mit im Nacken oder vor der Stirn verschränkten Finger werden beide Ellenbogen abgehoben und 10 Sekunden gehalten.

18

Kräftigungsübung für die Schulterblattfixatoren

Kräftigung der Bauchmuskulatur (M. rectus, M. obliquus, M. transversus abdominis)

Erkennen der Abschwächung der geraden Bauchmuskeln:

In Rückenlage:
Mit im Nacken verschränkten Händen und aufgestellten Füßen unter Gegenhalt des Therapeuten an den Fersen sollte ein Aufrichten des Oberkörpers möglich sein.

Kräftigungsübung:

Langsames Aufrichten des Oberkörpers (30 bis 40 Grad) aus der Teststellung in Rückenlage, nur mit nach vorne gestreckten Armen, aber stets mit aufgesetzten Füßen, also in Knie- und Hüftgelenken gebeugten Beinen zur Ausschaltung des M. iliopsoas. Das Kreuz bleibt flach auf der Unterlage. Hohlkreuzbildung und ruckartiges Bewegen strikt vermeiden (*Abb. 19a*).

Erkennen der Abschwächung der schrägen Bauchmuskeln:

Der Therapeut setzt sich auf die aufgestellten Füße, hält seine Hände abwechselnd rechts und links seitlich vorne und fordert die Testperson auf, mit dem Mund die Hände zu erreichen.

Kräftigungsübung:

Die schrägen Bauchmuskeln lassen sich wie bei der Kräftigungsübung für die geraden Bauchmuskeln, aber bei gleichzeitiger Körperdrehung (die Hände zielen seitlich an den Knien vorbei), beüben.

Variante (*Abb. 19b*):

Die angewinkelten Beine können zusätzlich rechtwinklig abgehoben werden, um bei sonst gleicher Übungsausführung die Wirkung auf die unteren Bauchmuskelabschnitte zu verstärken.

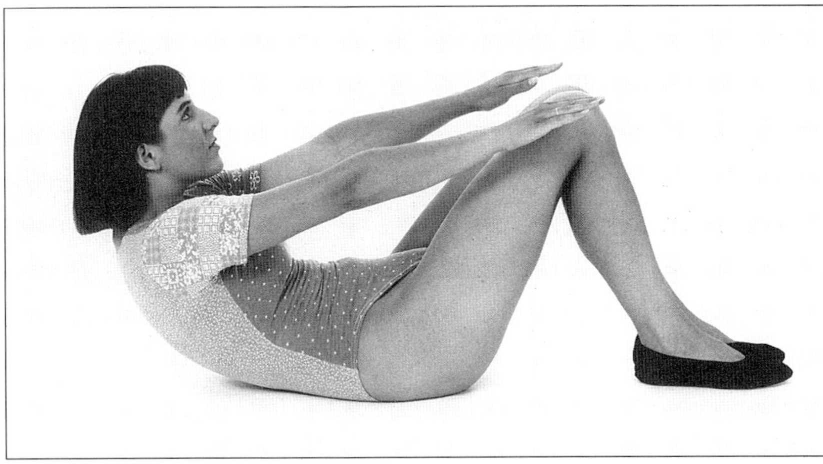

19a

Kräftigungsübungen für die Bauchmuskulatur: Bei gebeugten Knie- und Hüftgelenken und mit aufgestellten Füßen und nach vorne gestreckten Armen kräftigt langsames Abheben des Oberkörpers und 10 Sekunden langes Halten dieser Stellung die Bauchmuskulatur.

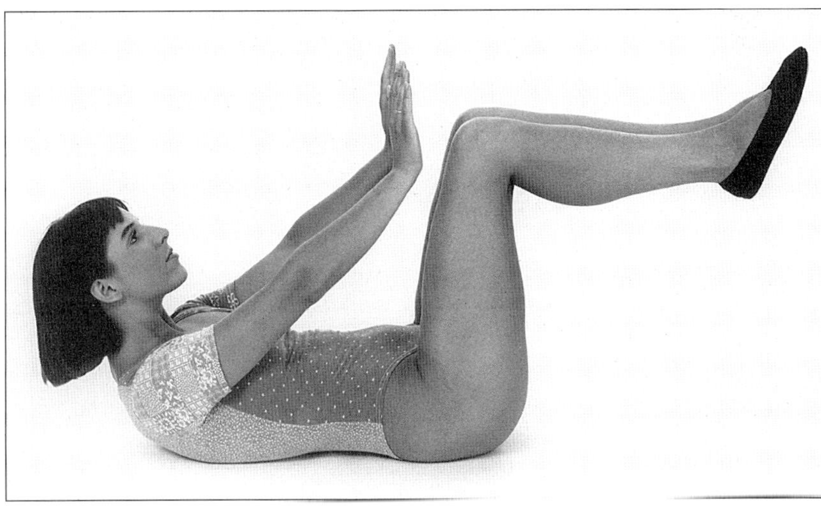

19b

Kräftigungsübungen für die Bauchmuskulatur: Rechtwinklig gebeugte Hüft- und Kniegelenke (die Füße sind vom Boden abgehoben) und gleichzeitiges Aufrichten des Oberkörpers wirken verstärkt auf die unteren Bauchmuskelpartien.

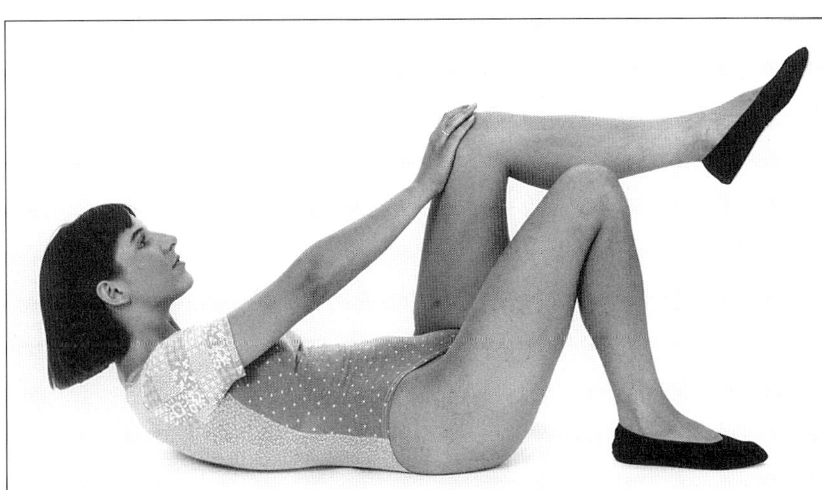

19c

Kräftigungsübungen für die Bauchmuskulatur: Zur Kräftigung der schrägen Bauchmuskeln drückt eine Hand bei leicht angehobenem Oberkörper auf das gegenüberliegende Knie des angehobenen rechtwinklig gebeugten Beines (links und rechts wechseln).

Bei hochgradiger Abschwächung beginnt man das Bauchmuskeltraining im Sitzen. Dazu berührt man wiederholt und wechselweise ein angehobenes Knie mit dem gegenseitigen Ellenbogn (*Abb. 19d*).

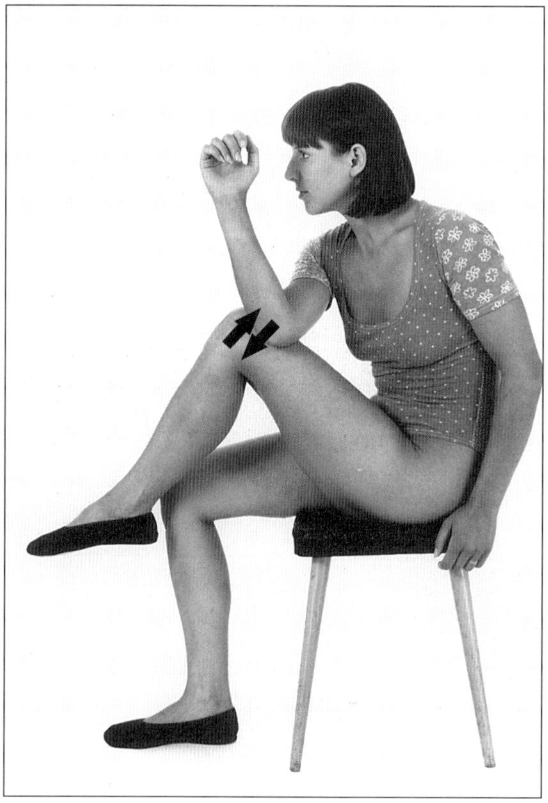

19d

Kräftigung für die Bauchmuskulatur im Sitzen: Die Knie werden abwechselnd in Richtung gegenüberliegende Schulter geführt und gleichzeitig der dem gebeugten Knie gegenüberliegende Ellenbogen durch Vorbeugen des Oberkörpers zur Knieaußenseite gebracht.

Kräftigung des großen Gesäßmuskels (M. glutaeus maximus)

Erkennen der Abschwächung: In Bauchlage wird das Bein der Testseite im Knie gebeugt, um die ischiokruralen Muskeln auszuschalten, und gegen Widerstand des Therapeuten, der die aufgewandte Kraft beurteilt, überstreckt.

Kräftigungsübung: In Bauchlage wechselweise das gestreckte Bein etwas abheben und 10 Sekunden lang halten. Das andere Bein bleibt ruhig liegen (keine Hüftbewegung!) (*Abb. 20*).

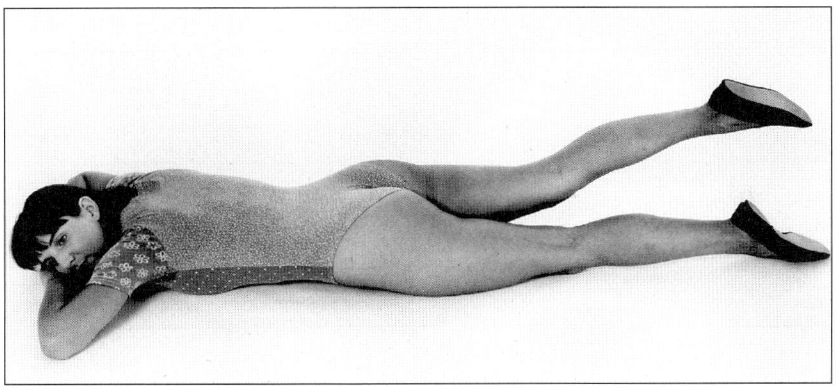

20

Kräftigungsübungen für den großen Gesäßmuskel in Bauchlage: Wechselweise das gestreckte Bein heben und 10 Sekunden in dieser Position halten (Hüftbeugung vermeiden).

Kräftigung der mittleren und kleineren Gesäßmuskeln (M. glutaeus medius et minimus)

Erkennen der Abschwächung: In Seitenlage bei in Hüft- und Kniegelenk gebeugtem unteren Bein wird das oben liegende gestreckt und mit nach oben gedrehter Ferse gegen Widerstand durch den Therapeuten (Kraftbeurteilung!) streng seitlich abgespreizt. Beugung im Hüftgelenk strikt vermeiden.

Kräftigungsübung: Das abgespreizte Bein mit der Ferse nach oben in Teststellung 10 Sekunden lang halten (*Abb. 21*).

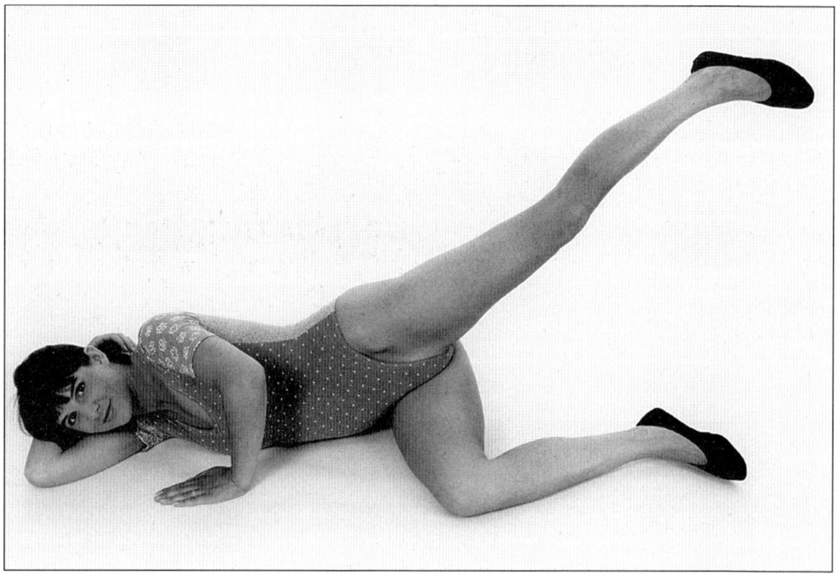

21

Kräftigungsübung für den mittleren Gesäßmuskel: In abgestützter Seitenlage wird das obenliegende Bein streng seitlich angehoben und 10 Sekunden in dieser Position gehalten (Außenrotation vermeiden).

Prinzipien und Details wirbelsäulengerechter Übungsprogramme

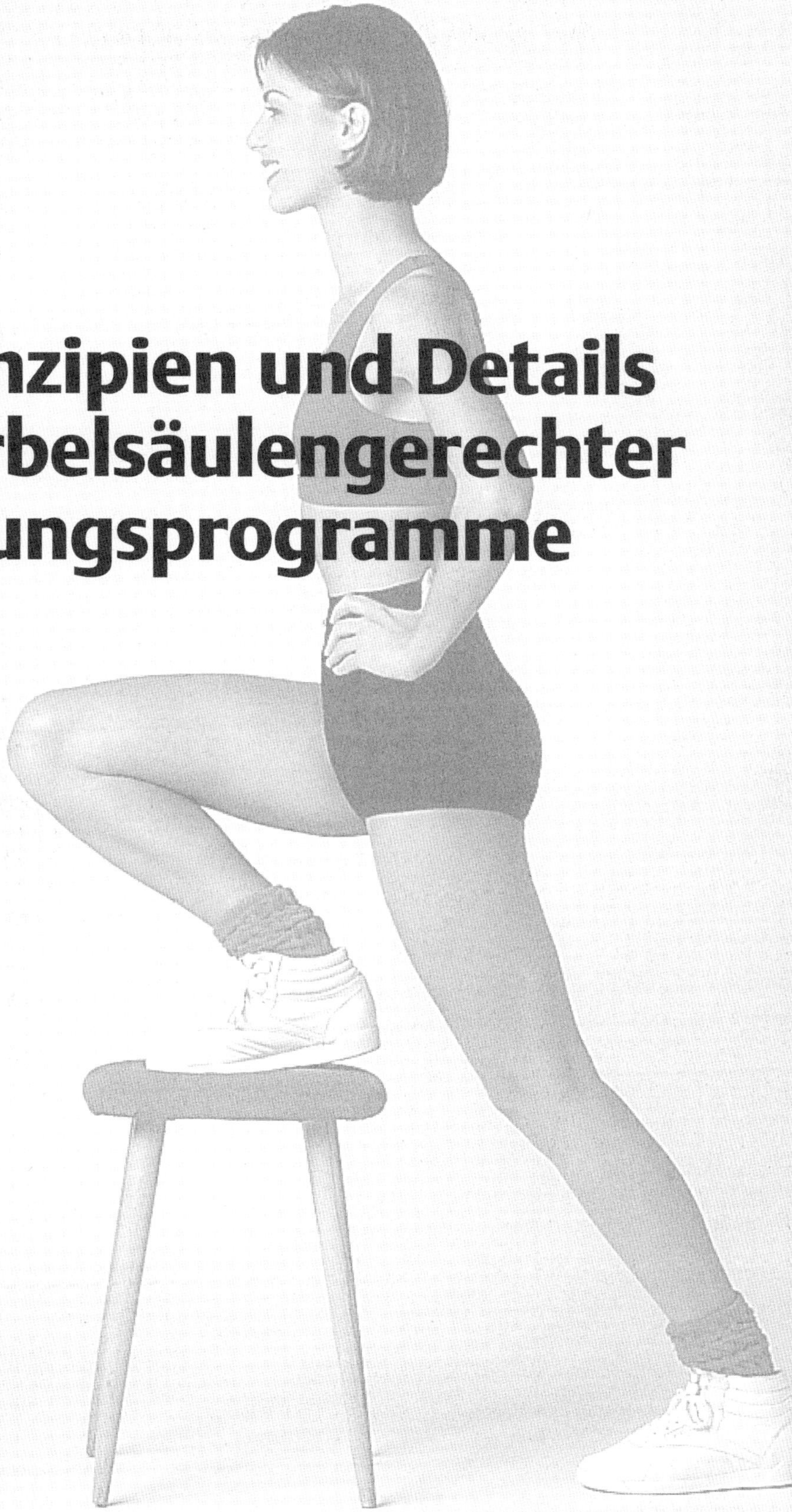

Alterseinstufung

Unsere Übungsprogramme zur Gesunderhaltung der Wirbelsäule orientieren sich nicht ausschließlich an der Muskelfunktion, sondern auch am Lebensalter der Personen. Das Kinderturnen muß verständlicherweise anders ausgerichtet werden als die Übungsabläufe für Erwachsene oder Senioren. Aus dieser Überlegung heraus hat es sich als zweckmäßig erwiesen, die Übungsprogramme nach folgenden Altersgruppen zu separieren:

4. – 6. Lebensjahr	Kleinkinderprogramm
7. – 11. Lebensjahr	Grundschulsport
12. – 16. Lebensjahr	Jugendprogramm
17. – 60. Lebensjahr	Erwachsenengymnastik
ab dem 60. Lebensjahr	Seniorenturnen

Je nach Entwicklung bzw. Alterungszustand müssen die angegebenen Jahreswerte flexibel ausgelegt und bei der Gruppeneinteilung entsprechend berücksichtigt werden.

Grundsätzliche Überlegungen für Kinder- und Jugendprogramme

Altersspezifische Trainingsschwerpunkte

Kinderturnen soll zu einer gesunden Entwicklung der Kinder beitragen und Bewegungsreize setzen, die trainierend wirken müssen, darüber hinaus aber keine Schäden am Bewegungsapparat hervorrufen dürfen. Altersspezifische Trainingsschwerpunkte sind in *Tabelle 3* dargestellt.

Alter männl.	Alter weibl.	Schwerpunkte der körperlichen Belastbarkeit und Leistungsfähigkeit im Kindes- und Jugendalter
8 - 10	8 - 10	**Kindesalter:** • Bewegungsluxus verliert sich, zielgerichtete und fein abgestimmte Bewegungen werden möglich (= Geschicklichkeitsalter)
10 - 12	ab 10	**vorpuberal:** • Vergrößerung des Muskelfaserquerschnitts, • Höchstmaß an Koordinationsfähigkeit und Flexibilität ist erreicht, Bewegungsketten bilden sich aus
12 - 14	11 - 13	**erste puberale Phase:** • Längenwachstum (bes. Gliedmaßen), • Mißverhältnis zwischen Wirbelsäulenlänge und vorhandener Muskelkraft Cave: Haltungsschwächen • Schwachstellen des wachsenden Skeletts: Wirbelsäule, die Wachstumszonen, Epi- und Apophysen • Wechselnde Veränderung von Statik und Dynamik Cave: vorübergehende Koordinationsstörungen
14 - 17	13 - 16	**zweite puberale Phase:** • Harmonisierung der Gestalt, der Bewegung und des Herz-Kreislauf-Atmungssystems • Höchstmaß der motorischen Anpassungsfähigkeit • Nervensystem und Muskulatur tolerieren zunehmend körperliche Leistungen Cave: Sehnen, Bänder, Knochen und Knorpel hinken deutlich hinter der Belastungsfähigkeit der Muskulatur nach
18 - 25	15 - 17	**Jugendliche:** • Maximalwerte der motorischen Beanspruchungsform »Kraft« • Vervollkommnung der lokalen aeroben und anaeroben Ausdauer. Die Maximalwerte der allgemeinen aeroben dynamischen Ausdauer erreichen Mädchen im 15. bis 17. Lebensjahr, die Jungen im 19. Lebensjahr
18 - 22	17 - 20	• Maximalwerte der Grundschnelligkeit

Tab. 3

Altersspezifische Trainingsschwerpunkte (nach *Klimt*, 1990)

Das Programm selbst muß Übungen für die Wirbelsäule, koordinative Übungen und solche für die Ausdauer beinhalten. Wenn dadurch allein keine Besserung bestehender Mängel erzielt werden kann, ist eine zusätzliche ärztliche und krankengymnastische Abklärung und Behandlung notwendig.

Schäden und Schwächen des Achsenorgans im Kindes- und Jugendalter

Ausdauerschwäche

Ausdauerschwache Kinder fallen dadurch auf, daß sie kaum in der Lage sind, die Belastung einer normalen Übungsstunde durchzuhalten. Die Bewegungsführung wird ungenau, langsam und kraftlos. Nach geringer Belastung weisen sie eine hohe Atem- und Herzfrequenz auf und benötigen eine lange Erholungsphase.

Muskuläre Schwäche, Haltungsschwäche und Haltungsschaden

Muskelschwache Kinder sind gefährdet, in Haltungsschwäche und Haltungsschäden abzugleiten. Übungen, die einen höheren Kraftaufwand erfordern, z.B. das Springen über Kästen, Tauklettern o.ä., können nicht durchgeführt werden. Insbesondere in den Phasen des Längenwachstums sollten vermehrt Muskelkräftigungsübungen in das Übungsprogramm aufgenommen werden. Bei Mädchen betrifft dies das 5. bis 7. bzw. das 11. bis 12. Lebensjahr, bei den Jungen das 12. und 13. Lebensjahr.

Haltungsschwäche: Wenn die Ruhehaltung bevorzugt wird, das Kind aber doch noch in der Lage ist, die aktive Haltung für kurze Zeit einzunehmen, liegt eine Haltungsschwäche vor.

Haltungsschaden: Wenn die aktive Haltung nicht mehr eingenommen werden kann, besteht ein Haltungsschaden. Diese Kinder sollten einer entsprechenden Therapie (Arzt, Physiotherapeut) zugewiesen werden. Darüber hinaus ist der Versuch gerechtfertigt, auch haltungsgeschädigte Kinder weiter in Übungsgruppen zu integrieren.

Koordinationsschwäche

Koordinationsschwache Kinder sind ungeschickt und fallen durch ein hohes Maß an Bewegungsungenauigkeit auf. Das Zusammenspiel von Muskulatur und zentralem Nervensystem ist gestört.

Stadien der motorischen Entwicklung

Kleinkinder

Kinder im Alter von 6 bis 8 Jahren haben einen besonders ausgeprägten Bewegungsdrang und dürfen in ihrer Aktivität nicht eingeschränkt werden. In dieser Phase erfolgt das Erlernen von Bewegungskombinationen, ein wesentlicher Schritt in der Entwicklung der Motorik des Kindes.

Grundschulkinder

Kinder im Alter von 7 bis 11 Jahren erreichen den Höhepunkt ihrer motorischen Entwicklung. Sie haben nun ein ausgeprägtes Bewegungsgefühl, so daß auch komplizierte Bewegungen ausgeführt werden können. Das proportionale Verhältnis von Körpergewicht, -länge und -kraft ist in diesem Zeitabschnitt besonders günstig. Kinder dieses Lebensalters zeichnen sich durch Gewandtheit und Geschicklichkeit aus.

Jugendliche

Nach Erreichen des Höhepunktes der motorischen Entwicklung erfolgt im Alter von 12 bis 16 Jahren ein ausgeprägtes Längenwachstum. Die Veränderung der Proportionen und ein Mißverhältnis von Knochenwachstum und Muskelentwicklung gehen damit einher. Daher sind komplexe Bewegungen, die das Kind leicht beherrscht hat, nur noch erschwert ausführbar, und die Unsicherheit der Steuerung von Arm- und Beinbewegungen als Folge der geänderten Hebelverhältnisse kennzeichnet diese Phase.

Übungsprogramm des Kleinkinderturnens

- **Der spielerische Charakter**
- **Kindergerechte Übungen**

In der Phase der motorischen Entwicklung der Kinder dominieren Koordination und Gelenkigkeit. Daher empfehlen sich als Übungsinhalte Bewegungskombinationen, wobei der spielerische Charakter im Vordergrund stehen soll. So sind Ausdauer-, Kräftigungs- und Koordinationsübungen, die dem Kind die Imitation eines konkreten, kindergerechten Inhalts erlauben (z.B. »Hasenhüpfen«, »Schildkröte« usw.) zu bevorzugen. Dehn- und Mobilisationsübungen sind hingegen zu vermeiden.

Keine Dehn- und Mobilisationsübungen.

Ausdauertraining

- Figurenlaufen
- Fangen spielen
- Um, über oder unter Hindernissen hindurchlaufen.

Kräftigungsprogramm

Grundsätzlich nur wenige Wiederholungen, dazwischen lange Pausen.

- Das Hasenhüpfen: Hockwende über eine Bank.
- Die Schildkröte: Fortbewegung im Vierfüßlergang mit einem Zeitungsblatt auf dem Rücken, das bei der Fortbewegung nicht verloren werden darf.
- Die Eisenbahn: Die Kinder, hintereinander kniend und die Fußgelenke des Vordermannes umfassend, bewegen sich gemeinsam vorwärts.
- Das Bodenputzen: Im Vierfüßlerstand auf vier Tüchern kniend, soll so schnell wie möglich der Weg zwischen zwei Markierungen zurückgelegt werden.
- Die Rutsche: In Rückenlage wird der Oberkörper mit dem Ellenbogen unter den Schultergelenken abgestützt und das Becken so weit angehoben, bis Oberkörper und Beine eine Gerade bilden. Die Füße bleiben fest am Boden.
- Der Seehund: Aus ähnlicher Grundstellung wie bei der Rutsche werden die Knie gebeugt. Das Kind versucht, im verkehrten Liegestütz unter Einsatz der Hände zu laufen.
- Der Maikäfer: Das Kind sitzt auf dem Boden, die Beine abgehoben. Abwechselndes Vorschieben der linken und rechten Gesäßhälfte kräftigen Bauch- und Gesäßmuskulatur.

Koordinationsübungen

Sie dienen zur Schulung von Gleichgewicht und Wahrnehmungsgefühl.

- Der Storch: Einbeinstand am Ort (statisches Gleichgewicht).
- Der tanzende Storch: Im Einbeinstand soll das Kind auf Matten vorwärts hüpfen (dynamisches Gleichgewicht).
- Die Spinne: Im Schwebesitz sollen Arme und Beine soweit wie möglich weggestreckt und dabei das Gleichgewicht gehalten werden.
- Das Figuren-Ausreißen: Die Kinder müssen in vorgegebener Position verharren, bis ein neues Kommando folgt.
- Der Ast: Den linken Arm hochheben, den rechten Fuß mit der rechten Hand zum Gesäß ziehen und das Gewicht links auf die Zehenspitzen verlagern (spiegelbildlich wiederholen).
- Der Baum: Den rechten Fuß hochziehen und an die Innenseite des linken Oberschenkels legen. Über dem Kopf die Handflächen falten (spiegelbildlich wiederholen).

Schulung des Wahrnehmungsgefühls

Signale leiten in verschiedene Bewegungsformen über.

- Klatschen = Laufen
- Pfeifen = auf einem Bein stehen
- Trommeln = auf allen Vieren laufen
- Doppel- oder Dreifach-Klatschen/-Pfeifen kann weitere unterschiedliche Übungen angeben. Ebenso können z.B. Rot-, Blau- und Grün-Kommandos verschiedene Übungen bedeuten.

Entspannungsübung

- Die Puppe: aufrecht stehen, die Hände über den Kopf heben, langsam nach vorne beugen, den Kopf hängen lassen, langsam wieder aufrichten.

Empfehlungen

- Keine Kräftigungsübungen, die nur isoliert einen Muskel beanspruchen.
- Die Programme müssen einfach durchführbar und leicht zu merken sein, am besten wird jede Einzelübung mit einem passenden Namen belegt.
- Stabilisationsübungen für Schultergürtel und Rumpf sowie für Becken und Rumpf sind gleichfalls wichtig.
- Auf die korrekte Durchführung muß geachtet werden.

Schulsport

- Altersbestimmter Aufbau
- Pausengymnastik
- Altersgemäße Programme

In diesem Altersabschnitt besteht ein besonders hoher Bedarf an täglicher Bewegung, um den bereits früh einsetzenden Sitzbelastungen entgegenzuwirken. Die angebotenen Schulsportstunden zum Beispiel sind bei weitem nicht ausreichend, um diese Forderung zu erfüllen. Eine entsprechende Ausweitung der Möglichkeiten zur körperlichen Aktivität auch in der Schule wäre dringend angezeigt. Eine regelmäßig betriebene Pausengymnastik könnte einen wertvollen und praktikablen Beitrag zur Haltungsstabilisierung darstellen. Entsprechende Überlegungen und Vorschläge stehen immer wieder zur Diskussion und wurden teilweise auch schon realisiert.
Selbst bei beengten Platzverhältnissen lassen sich stationäre Übungen ausführen. *Reinhard* (1983) stellte dazu, und dies kann als Beispiel dienen, seine »progressive Muskelentspannung« vor, bei der es sich um ein Isometrieprogramm handelt, welches 12 Übungen umfaßt und in wenigen Minuten absolvierbar ist (*Abb. 22*).
Für den eigentlichen Sportunterricht gelten die anschließenden Ausführungen.

Schulsport im Grundschulalter

Im Grundschulalter haben die Kinder bereits ein ausgeprägtes Bewegungsgefühl; auch schwerere Bewegungsübungen sind erlernbar.

Ausdauertraining und Aufwärmen

- Das Laufen: Mittleres Tempo einhalten, ungefähr 6 bis 8 Minuten ohne Unterbrechung laufen. Bei spielerischer Ausführung reguliert sich das Verhältnis zwischen Belastung und Erholung von selbst.
- Das Autospiel: Auf Zuruf Tempowechsel, je nachdem, ob im 1., 2., 3. oder 4. Gang gefahren wird.
- Das Atomspiel: Alle Kinder sind Atome, die sich im Raum durcheinander bewegen. Die Bewegungsgeschwindigkeit wird von 0 bis 100 angegeben. Auf Zuruf sind die Atome im Stillstand, bis 50 in mittlerer und bei 100 in höchster Geschwindigkeit.
- Der Führungswechsel: Die Kinder laufen frei hintereinander. Auf ein bestimmtes Zeichen hin, übernimmt das letzte Kind in der Reihe die Führung.

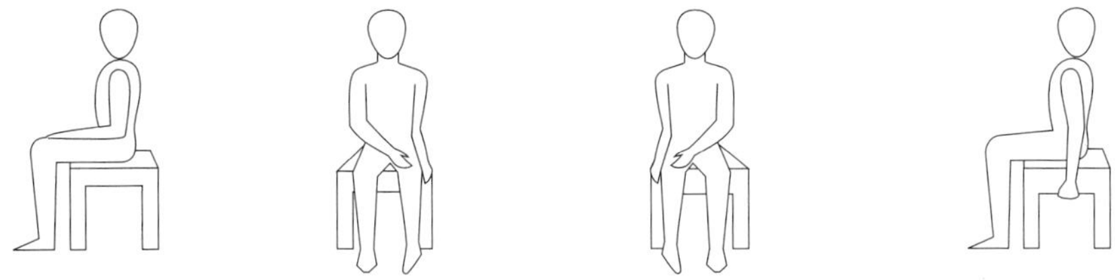

1. Übung:
Füße gegen den Boden stemmen – Gesäß und Bauch spannen – Kopf Richtung Decke schieben, Blick nach vorne.

2. Übung:
Rechte Hand auf das linke Knie legen – linke Ferse vom Boden heben – Hand und Knie fest gegeneinander spannen.

3. Übung:
Linke Hand auf das rechte Knie legen – rechte Ferse vom Boden heben – Hand und Knie gegeneinander spannen.

4. Übung:
Beide Hände umfassen seitlich fest den Stuhlsitz, der Oberkörper ist aufgerichtet – die Hände ziehen den Sitz fest zum Gesäß – der Rücken muß gestreckt bleiben!

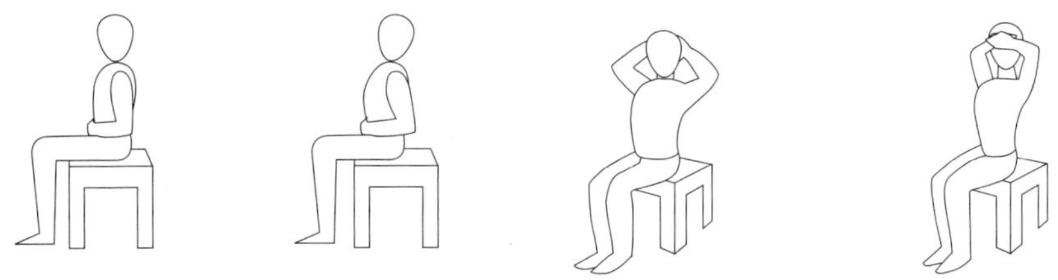

5. Übung:
Wir legen beide Hände auf den Bauch – Einatmung gegen den Widerstand der Hände – Ausatmung in Verbindung mit Zählen 1 – 2 – 3 – 4 – usw.

6. Übung:
Wir nehmen die Schultern so weit wie möglich nach hinten, so daß sich beide Schulterblätter maximal nähern.

7. Übung:
Wir falten die Hände hinter dem Kopf und stemmen den Kopf dagegen.

8. Übung:
Wir stemmen den Kopf in die vor der Stirn gefalteten Hände.

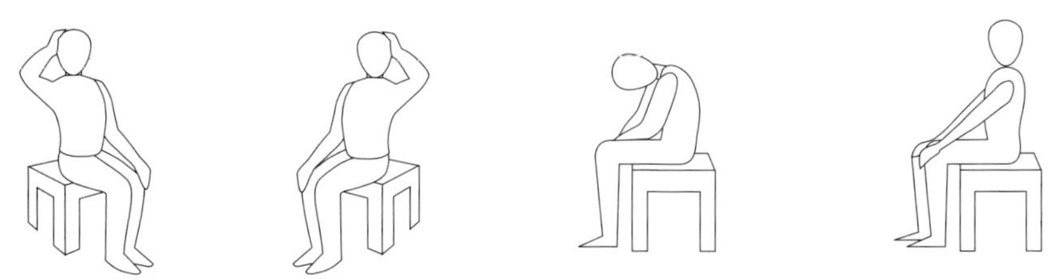

9. Übung:
Der Kopf drückt mit maximaler Kraft gegen die an der rechten Schläfe angelegte und entgegenwirkende Haut.

10. Übung:
Der Kopf drückt mit maximaler Kraft gegen die an der linken Schläfe angelegte und entgegenwirkende Hand.

11. Übung:
Droschkenkutscher-Haltung: Wir sagen uns 6mal hintereinander »ich bin völlig entspannt«, die Augen sind geschlossen.

12. Übung:
Abschließend umfassende Aktivierung der Muskeln: Arme fest strecken tief durchatmen, Augen auf!

22 Die isometrische Bewegungspause. Übungsangebot mit isometrischen Übungen auf der Schulbank, »die progressive Muskelentspannung« (nach *Reinhardt*, 1983)

Kräftigungsprogramm

- Der Schubkarren: Ein Kind nimmt Liegestütz ein, das zweite Kind hält die Beine und in dieser Position soll nun möglichst schnell eine bestimmte Wegstrecke zurückgelegt werden, wobei die Wirbelsäule nicht durchhängen darf.
- Der Tunnel: Ein Partner ist im Liegestütz, der andere muß in einer vorgegebenen Zeit möglichst oft darunter durchkriechen.
- Der Krokodilkampf: Zwei Kinder, im Liegestütz Kopf-an-Kopf, versuchen sich gegenseitig auf die Finger zu klopfen.
- Der Krebskampf: In Krebsstellung (Liegestütz rücklings) versucht ein Kind das andere über eine vorgegebene Linie zu schieben oder es aus dem Gleichgewicht zu bringen.
- Der Limbotanz: Die Kinder sollen unter einer gespannten Schnur durchtanzen, die Knie gebeugt, das Becken nach vorne geschoben, den Oberkörper zurückgelegt. Das Abstützen mit den Händen auf dem Boden ist nicht erlaubt.
- Der Slalom: Im Vierfüßlerstand soll auf Tüchern eine markierte Slalomstrecke in kurzer Zeit bewältigt werden.
- Der einbeinige Heuschreck: In Bauchlage ist ein Bein nach hinten gestreckt und im Knie gebeugt. Dieses wird einige Zentimeter von der Unterlage abgehoben.
- Der zweibeinige Heuschreck: In Bauchlage beide Beine einige Zentimeter von der Unterlage abheben.
- Der fliegende Heuschreck: Bauchlage, die Arme angelegt und in den Ellenbogen gebeugt, Kopf und Oberkörper leicht von der Unterlage abgehoben.
- Das Umklettern: Auf einer in die Sprossenwand eingehängten Bank, auf dem Bauch liegend, wird versucht, diese zu »umklettern«.
- Das Klettern und Schwingen auf Tauen.

Koordinationsübungen

- Der Eisläufer: Im Einbeinstand das nichtbelastete Bein nach hinten, beide Arme nach vorne strecken und in die Standwaage gehen. Dann das Knie des belasteten Beines beugen und einige Zeit so verharren.
- Das Zeitungholen: Eine Zeitung, die am Boden steht, muß mit dem Mund aufgehoben werden. Dafür ein Bein nach hinten abwinkeln und mit der gegenseitigen Hand erfassen, langsam das Knie des Standbeins beugen, den Oberkörper nach vorne neigen, und versuchen, die Zeitung zu erreichen.
- Der Seiltänzer: Balancierend über eine umgedrehte Bank laufen.
- Das partnerweise Laufen: Im Lauf gleichzeitig einen Ball zuwerfen und ständig die Distanz ändern.
- Der Jongleur: Das Kind soll mit zwei Stäben einen Ball in die Luft werfen und mit den Stäben wieder auffangen.

Mobilisierende Übungen

- Die Katze: Das Kind befindet sich im Vierfüßlerstand. Zuerst das rechte Bein im Knie gebeugt zur Stirn führen, dann nach hinten durchstrecken. Dabei wird der Hals lang gemacht, der Blick ist zum Boden gewandt. Hohlkreuzbildung vermeiden! Mit dem linken Bein wiederholen.
- Der Staubsauger: Im Vierfüßlerstand befindet sich das Gesäß auf den Fersen und das Kinn am Boden. Dieses wird bis zu den abgestützten Händen bewegt, dann werden die Arme gestreckt, die Wirbelsäule dabei rund gemacht und das Gesäß wandert wieder zu den Fersen zurück.

Entspannungsübungen

- Die Herbstblätter: Im Kniestand auf die Fersen setzen, den Oberkörper auf die Oberschenkel legen und mit der Stirn den Boden berühren. Die Arme liegen dabei ausgestreckt neben den Beinen.
- Das Schaukelpferd: Am Boden sitzend, mit den Armen die Knie umfassend, langsam über den Rücken nach rückwärts rollen und wieder zurück. Dabei bleiben die Knie am Oberkörper.

Empfehlungen

- Für Kinder kein Dehnungsprogramm!
- Keine Kräftigungsübungen für isolierte Muskelgruppen.
- Leichte Mobilisationsübungen sind erlaubt.
- Komplizierte Übungen auswählen, um die Kinder zu fordern.

Zusatzprogramm für Jugendliche

Bei Jugendlichen zwischen dem 12. und 16. Lebensjahr stellt sich ein ausgeprägtes Längenwachstum ein. Dies bedeutet auch eine erhöhte Anfälligkeit für Haltungsschwächen und eine verminderte koordinative Leistung. Das Programm umfaßt dann zusätzlich:

- Erhaltungsdehnen (easy stretch),
- Kräftigungsübungen für die Schulterblattfixatoren, Bauch- und Gesäßmuskulatur und
- Erweiterung des Ausdauertrainings.

Ausdauertraining

- Laufen: Unterbrechungslose Langläufe sind effektiver als das Intervalltraining. Zu Beginn sollten die Ausdauerübungen so lange ausgeführt werden, wie das Alter in Minuten beträgt (z.B. 10 Jahre = 10 Minuten). Eine allmähliche Steigerung bis zu 30 Minuten ist anzustreben. Das Laufen erfolgt im individuellen Tempo.
  Staffelläufe sind als Ausdauertraining ebenfalls zu empfehlen.

Dehnübungen müssen bei verkürzten Muskeln nach entsprechendem Muskelbefund *(s. Kap. »Beurteilung der Wirbelsäule«, S. 50ff.)* vorgenommen werden. Dabei sind M. pectoralis major und M. iliopsoas besonders zu berücksichtigen.

Kräftigungsübungen müssen bei geschwächter Muskulatur *(s. Kap. »Beurteilung der Wirbelsäule«, S. 62ff.)* erfolgen. Dabei sind die Bauchmuskulatur, die Gesäßmuskulatur und die Schulterblattfixatoren besonders zu berücksichtigen.

Empfehlungen

- Zusätzliche Stabilisierung erreicht man durch Liegestütz vorwärts, rückwärts und seitlich.
- Auf korrekte Durchführung ist zu achten.

Ein täglich von Erwachsenen auszuführendes präventives Gymnastikprogramm zum Ausgleich der beruflichen bzw. haushaltsbedingten Belastungen der Wirbelsäule wird im *Kapitel »Die tägliche Gymnastik« (S. 88ff.)* vorgestellt.

Seniorenturnen

- Mobilisieren und Kräftigen
- Vorsichtiges Dehnen

Dehnübungen

In Rückenlage:

- Ein Bein ist gestreckt, das andere gebeugt. Das gestreckte Bein wird mit der Ferse nach unten geschoben (»lang machen«). Die Übung wird spiegelbildlich wiederholt.
- Beide Beine sind aufgestellt, beide Arme befinden sich gestreckt neben dem Kopf. Abwechselnd werden sowohl diagonal als auch gleichseitig jeweils ein Bein und ein Arm lang gemacht.
- Ein Bein ist gestreckt, das andere gebeugt. Die Fußsohle des gebeugten Beines am Oberschenkel des anderen Beines abstützen und das gebeugte Bein locker nach außen fallen lassen.
- Ein Bein liegt gestreckt, das andere wird zur Brust gezogen. Das gestreckte Bein bleibt auf der Unterlage liegen.
- Die Hände unter den Körper schieben, den Kopf seitwärts neigen und versuchen, das Ohr vorsichtig zur gleichseitigen Schulter zu bringen.

Im Kniesitz:

- Die Stirn ruht auf den mit einem Kissen unterlegten Knien, die Arme bleiben neben dem Körper. Aus dieser Position werden die Arme nach vorn gestreckt, und die Handflächen sind auf den Boden gestützt. Das Gewicht des Körpers wird dabei nach hinten gelegt, bis ein leichtes Dehngefühl entsteht.

Stabilisieren und Kräftigen

In Rückenlage:

- Die Beine aufstellen und die Lendenwirbelsäule gegen den Boden drücken. Die Spannung halten, nach 6 Sekunden locker lassen.
- Aus der vorigen Position mit angespannter Gesäß- und Bauchmuskulatur das Becken kippen, halten, locker lassen.
- Die Beine sind aufgestellt, die Arme befinden sich neben dem Körper. Die Lendenwirbelsäule gegen den Boden drücken und langsam Kopf und Oberkörper ohne ruckartige Bewegung anheben, halten.
- Die gleiche Übung wie vorher, aber nun die Arme anheben.
- Die gleiche Übung wie vorher, nur drückt jetzt die linke Hand auf das rechte Knie. Wechselweise wiederholen.

Im Vierfüßlerstand:

- Druck mit dem linken Knie und der rechten Hand gegen den Boden. Wechselweise wiederholen.
- Rechter Arm und linkes Bein gestreckt heben, ohne daß ein Hohlkreuz entsteht.

In Bauchlage:

- Ein Bein bleibt gestreckt, das andere ist im Kniegelenk gebeugt und wird einige Zentimeter gehoben und gehalten.
- Beide Beine sind gestreckt. Die gebeugten Arme werden mit den Handflächen zum Boden fußwärts geschoben.

In Seitenlage:

- Ein Arm befindet sich gestreckt unter dem Kopf, der zweite stützt den Körper vorne ab (der Körper befindet sich in der Geraden), das oben liegende Bein wird abgespreizt, wobei die Ferse nach oben zeigt.

Mobilisieren

- Mobilisationsübungen im Vierfüßlerstand,
- Mobilisationsübungen für die Halswirbelsäule.

Die Details sind dem Normprogramm für Erwachsene zu entnehmen *(s. S. 88 ff.)*.

Koordinieren

- Einbeinstand am Ort. Die Hände sind über den Kopf gestreckt und gefaltet, dann das andere Bein im Kniegelenk beugen und mit dem Standbein auf die Zehenspitzen stellen.

Empfehlungen

- Beim Aufwärmen sollten Laufen und Springen vermieden werden.
- Untrainierte Personen dürfen, je nach Muskelbefund, nur vorsichtig dehnen.
- Mobilisations- und Kräftigungsübungen sind besonders wichtig.
- Beim Üben dürfen keine Schmerzen entstehen.
- Auf die korrekte Durchführung muß geachtet werden.

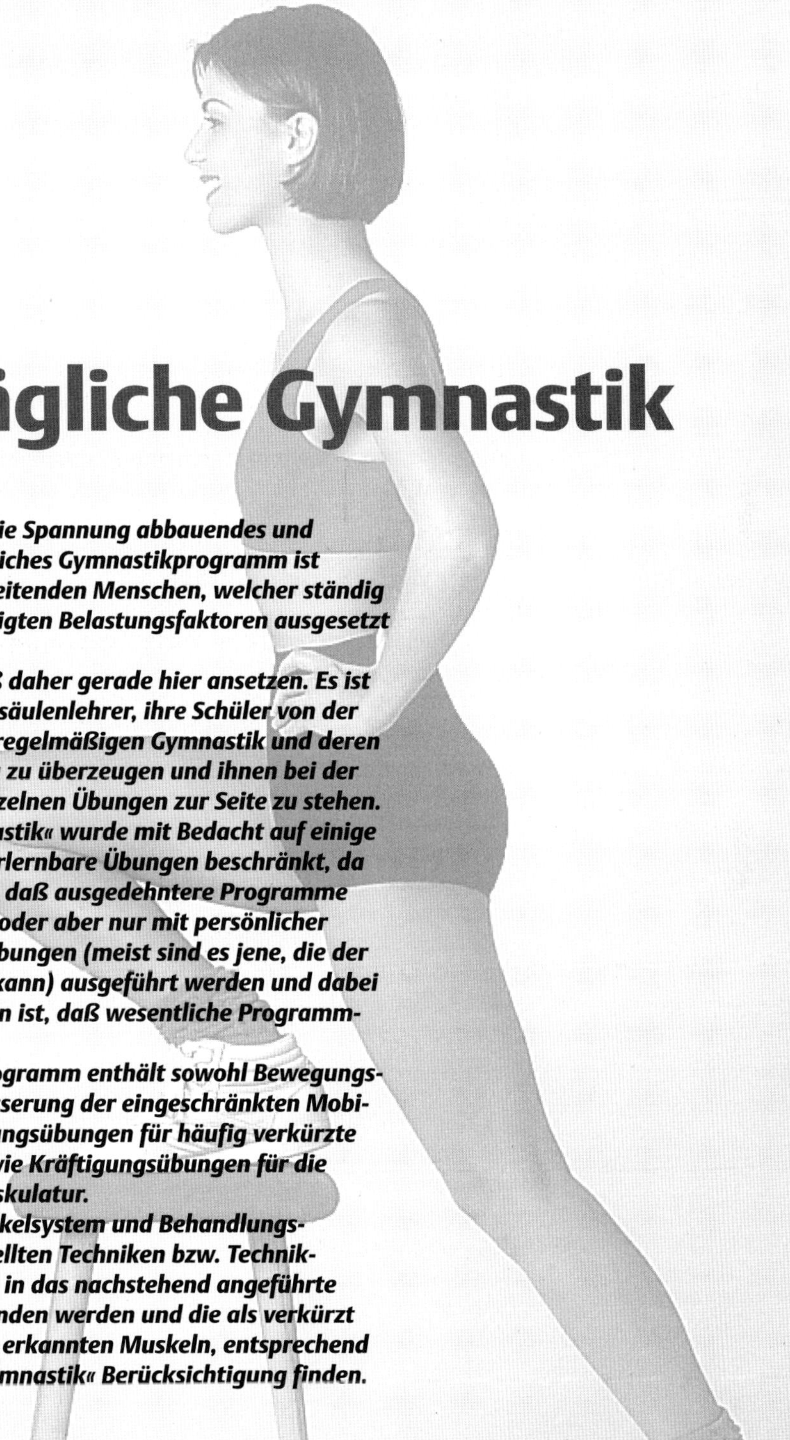

Die tägliche Gymnastik

Ein den Streß und die Spannung abbauendes und ausgleichendes tägliches Gymnastikprogramm ist speziell für den arbeitenden Menschen, welcher ständig den bereits aufgezeigten Belastungsfaktoren ausgesetzt ist, unerläßlich.
Die Prävention muß daher gerade hier ansetzen. Es ist Aufgabe der Wirbelsäulenlehrer, ihre Schüler von der Notwendigkeit der regelmäßigen Gymnastik und deren exakter Ausführung zu überzeugen und ihnen bei der Erarbeitung der einzelnen Übungen zur Seite zu stehen.
Die »tägliche Gymnastik« wurde mit Bedacht auf einige wenige und leicht erlernbare Übungen beschränkt, da die Erfahrung zeigt, daß ausgedehntere Programme entweder gar nicht oder aber nur mit persönlicher Vorliebe für Einzelübungen (meist sind es jene, die der Übende am besten kann) ausgeführt werden und dabei nicht auszuschließen ist, daß wesentliche Programmpunkte fehlen.
Das vorgestellte Programm enthält sowohl Bewegungsübungen zur Verbesserung der eingeschränkten Mobilität als auch Dehnungsübungen für häufig verkürzte Muskelgruppen sowie Kräftigungsübungen für die abgeschwächte Muskulatur.
Die im Kapitel »Muskelsystem und Behandlungsprinzipien« vorgestellten Techniken bzw. Technikvariationen können in das nachstehend angeführte Programm eingebunden werden und die als verkürzt oder abgeschwächt erkannten Muskeln, entsprechend in der »täglichen Gymnastik« Berücksichtigung finden.

Aufgaben und Ziele der Übungen

1. Muskeln, die zu Verkürzungen neigen, zu dehnen. Dazu werden Bewegungen durchgeführt, die einen verkürzten oder verspannten Muskel betreffen. In dem zu dehnenden Muskel darf dabei das Gefühl des Ziehens, aber nicht des Schmerzes auftreten. Die Dehnstellung ist etwa 10 Sekunden zu halten. Anschließend 10 Sekunden entspannen.

2. Muskeln, die zu Abschwächungen tendieren, zu stärken. Diese werden mit etwa 60 Prozent der Maximalkraft 6 Sekunden lang angespannt. Diese Kräftigungsübungen dienen auch zur Stabilisierung von überbeweglichen Wirbelsäulenabschnitten.

3. Wirbelsäulenabschnitte, die bewegungseingeschränkt sind, gezielt zu bewegen, um deren Beweglichkeit zu verbessern bzw. zu erhalten.

Die Übungen sollen in folgender Reihenfolge durchgeführt werden: Zuerst dehnen, dann kräftigen und anschließend bewegen. Zwischendurch entspannen.

Allgemeine Richtlinien für den Wirbelsäulenschüler

- Die Übungen dürfen nicht schmerzen oder vorhandene Beschwerden verstärken.
- Die Übungen müssen täglich einmal, wenn möglich zweimal ausgeführt werden – ein Leben lang.
- Wenn nur ein einmaliges tägliches Üben zu erreichen ist, empfiehlt es sich, die Gymnastik am Abend vor dem Schlafengehen durchzuführen. So wird der beliebten Ausrede »Zeitmangel« die Grundlage entzogen.
- Die Gymnastik sollte ohne beengende Kleidung barfuß am offenen Fenster absolviert werden.
- Die Übungszeiten sollen mindestens 5 und höchstens 15 Minuten betragen.
- Zwischen den Einzelübungen können kleine Pausen eingelegt werden.
- Schwitzen ist erlaubt, Keuchen verboten.
- Vor dem Beginn der Übungen ist, wie vor allen sportlichen Aktivitäten, ein Aufwärmen vorteilhaft.
- Eine abschließende warme Dusche fördert zusätzlich das Wohlbefinden.

Richtig sitzen beim Üben

Die Beine sind leicht gespreizt, die Füße stehen fest auf dem Boden. Die Arme sind gestreckt neben dem Körper, die Finger sind gespreizt, die Handflächen zeigen nach vorne.
Ziehen Sie nun die Schulterblätter zusammen und schieben Sie das Brustbein heraus. Die Fußsohlen werden dabei leicht in den Boden gedrückt und der Hinterkopf nach oben gestreckt (Nacken lang machen). Anschließend entspannen.

Am Anfang vor dem Spiegel üben!

Die Halswirbelsäule

Dehnen:

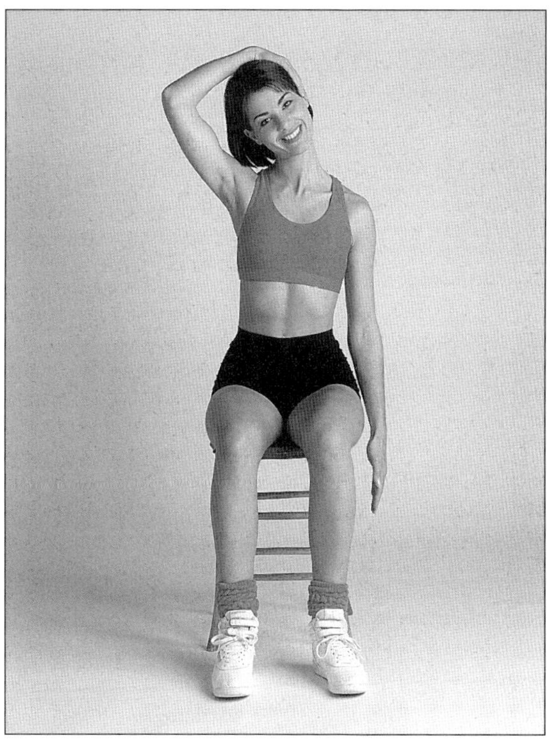

23

»Die Mütze ziehen«
Setzen Sie sich aufrecht hin. Neigen Sie Ihren Kopf nach rechts und fixieren Sie ihn mit der rechten Hand. Den linken Arm ziehen Sie in Richtung Boden, bis Sie die Dehnung in der Schulter spüren. Mindestens 10 Sekunden halten, dann wieder entspannen. 2mal pro Seite.

Kräftigen:

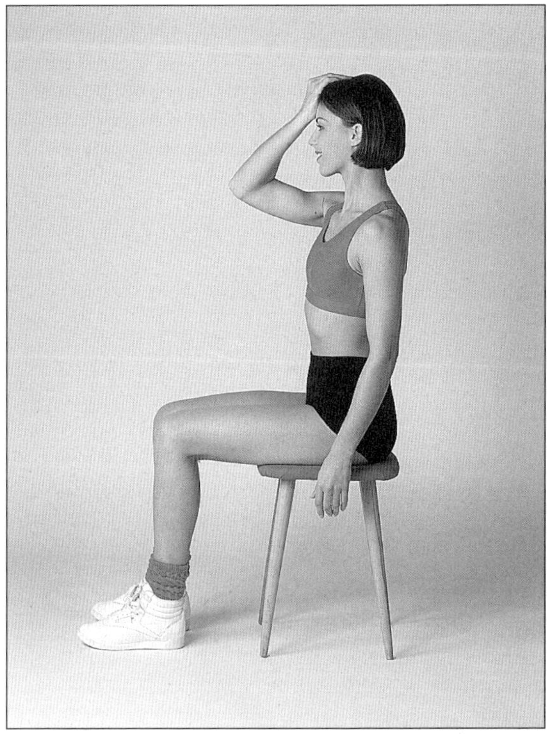

24

»Wie war das doch?«
Bei aufrechter Haltung legen Sie eine Hand auf die Stirn und drücken diese bei aufrechtem Kopf 6 Sekunden lang dagegen. Dann wieder locker lassen! 1- bis 3mal.

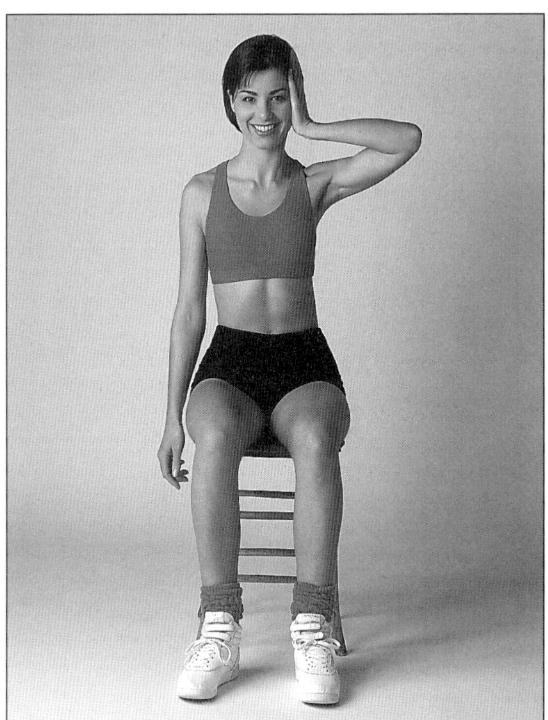

25

»Seitenstütze«
Eine Hand an die Schläfe drücken und bei aufrechter Haltung 6 Sekunden halten. Dann wieder locker lassen und Seite wechseln. 1- bis 3mal pro Seite.

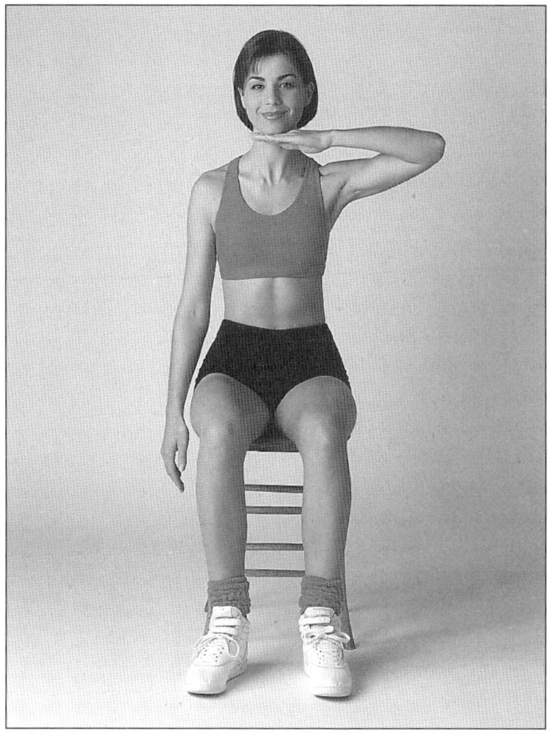

26

»Kinnstütze«
Bei dieser Übung pressen Sie 6 Sekunden lang das Kinn gegen den Widerstand der Hand. Auf eine aufrechte Kopfhaltung achten. 1- bis 3mal.

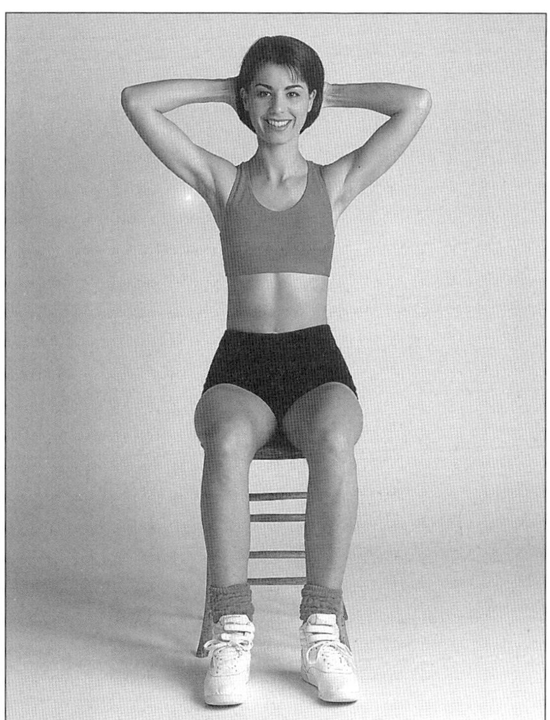

27

»Nackenstütze«
Verschränken Sie Ihre Finger auf dem Hinterkopf und drücken Sie 6 Sekunden mit dem Kopf dagegen. Dann wieder locker lassen. Kopf aufrecht halten. 1- bis 3mal.

Bewegen:

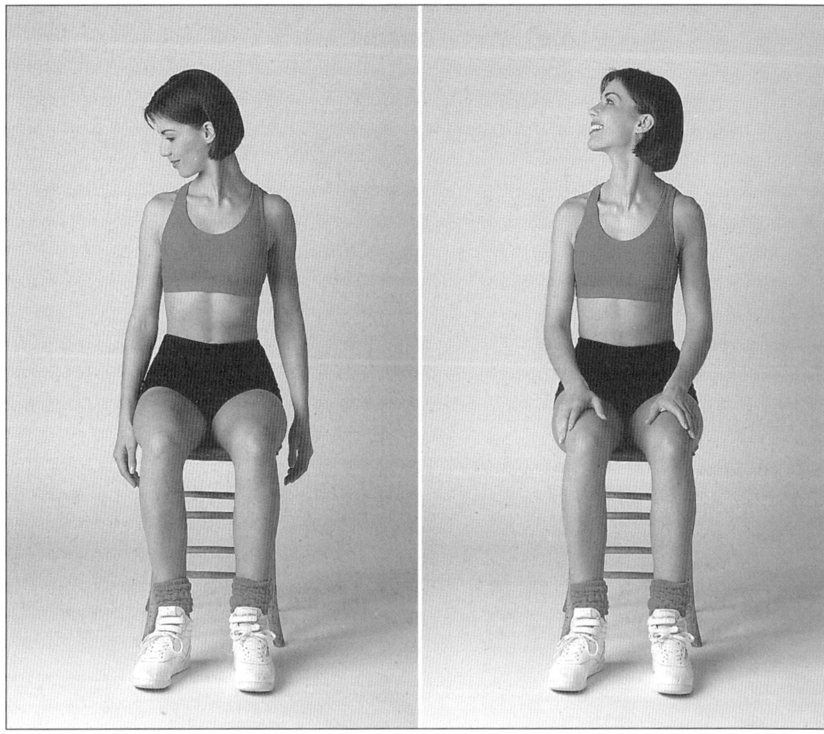

28

»Guten Tag«
Drehen Sie den Kopf zur Seite und nicken Sie mehrmals, als ob Sie Ihre Nachbarin begrüßen würden: »Guten Tag, Frau Maier!« Drehen Sie dann den Kopf zur anderen Seite und nicken der anderen Nachbarin freundlich zu: »Guten Tag, Frau Müller!« 5- bis 10mal.

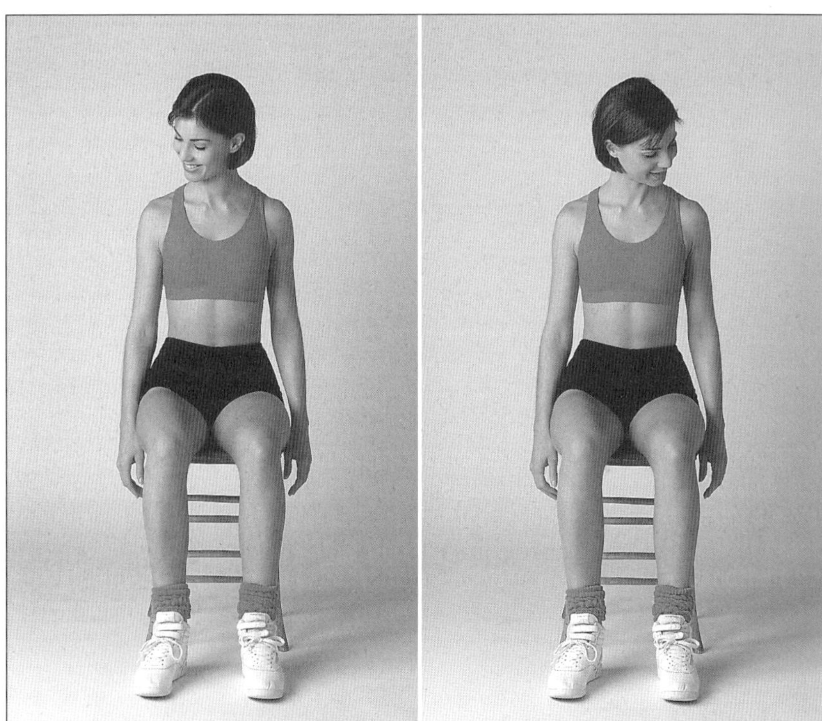

29

»Nein, Flocki!«
Neigen Sie Ihren Kopf nach vorne und drehen Sie ihn in dieser Haltung langsam nach rechts und nach links, so wie beim Neinsagen zu einem Hund: »Nein, Flocki, du bekommst keinen Zucker!« 5- bis 10mal.

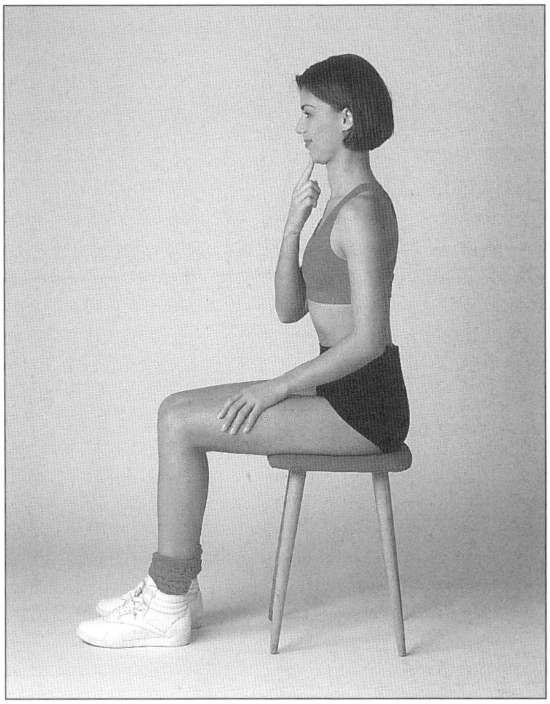

30

»Doppelkinn«
In besonders aufrechter Kopfhaltung schieben Sie Ihr Kinn nach vorne und ziehen es dann wieder so weit zurück, daß ein Doppelkinn entsteht. 5- bis 10mal.

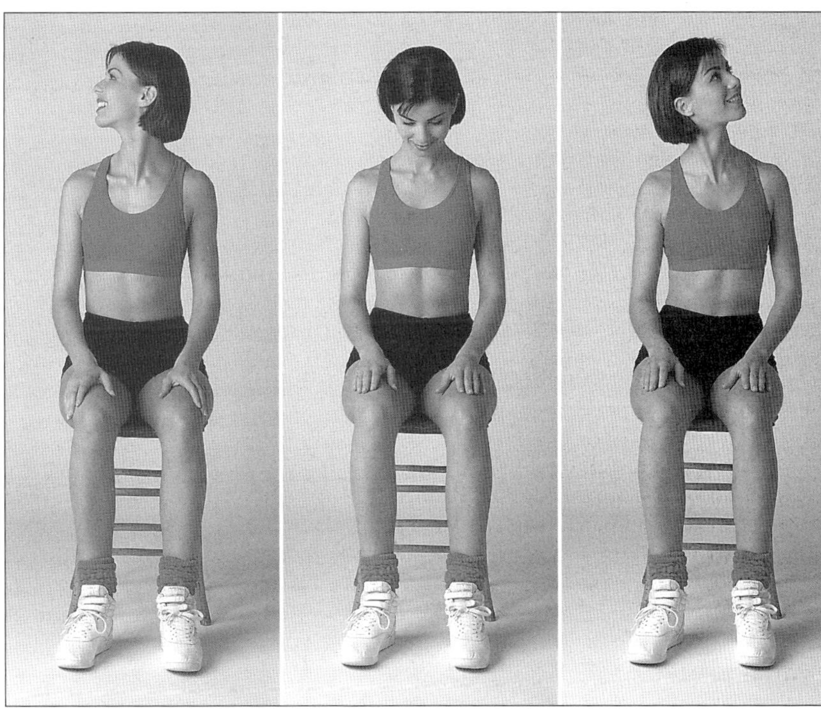

31

»Eisbär«
Machen Sie es wie der Eisbär im Zoo: Lassen Sie den Kopf sanft nach vorne fallen und schwingen Sie ihn abwechselnd nach rechts oben und nach links oben. 5- bis 10mal.

Wichtig ist: Immer entspannen.

Die Brustwirbelsäule

Dehnen:

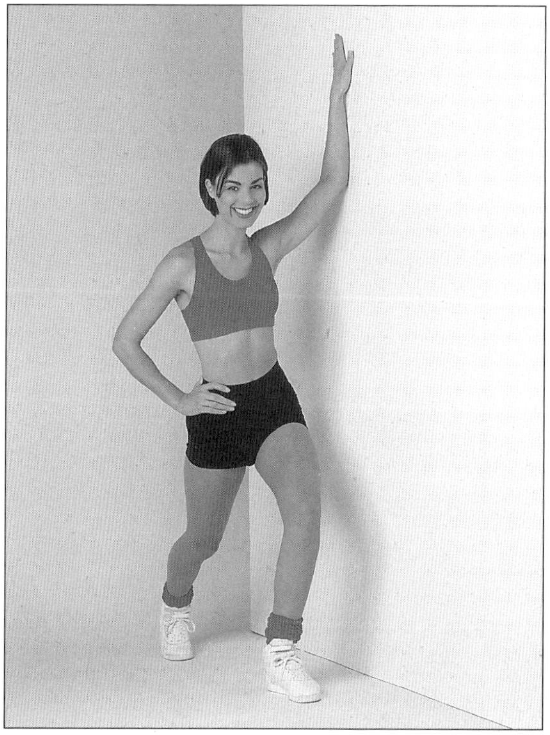

32

»Abschiedsgruß«
Stehen Sie aufrecht neben einem Türstock und legen Sie einen Arm leicht gebeugt an diesen an. Stellen Sie nun das zum erhobenen Arm gleichseitige Bein nach vorne und schieben Sie den Körper vorwärts, bis Sie ein Ziehen im Brustmuskel spüren. Achten Sie besonders auf eine aufrechte Haltung! 2mal pro Seite.

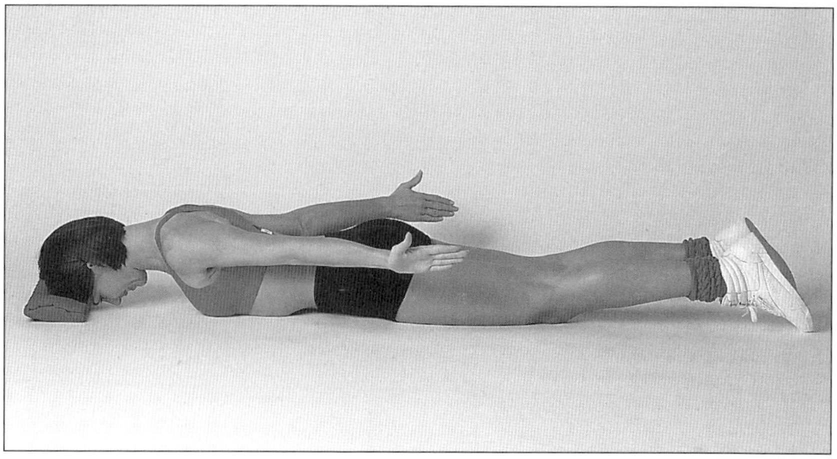

33

»Skispringen«
In Bauchlage sind die Beine etwas gespreizt, Gesäß und Bauch werden angespannt. Die Arme liegen neben dem Körper, die Handflächen zeigen zum Boden. Ziehen Sie nun die Schultern in Richtung Wirbelsäule zusammen und heben Sie beide Arme gestreckt in die Höhe. Etwa 6 Sekunden halten, dann wieder entspannen. 5mal.

34

»Fluglotse«
In Bauchlage werden Gesäß und Bauch angespannt. Die Arme liegen neben dem Kopf nach vorne gestreckt, die Daumen zeigen nach oben, die Stirn ruht auf dem Boden. Nun schieben Sie die Arme in die Richtung, in die die Fingerspitzen zeigen und heben die gestreckten Arme bis zu den Ohren vom Boden ab. 6 Sekunden halten, dann wieder entspannten. 5mal.

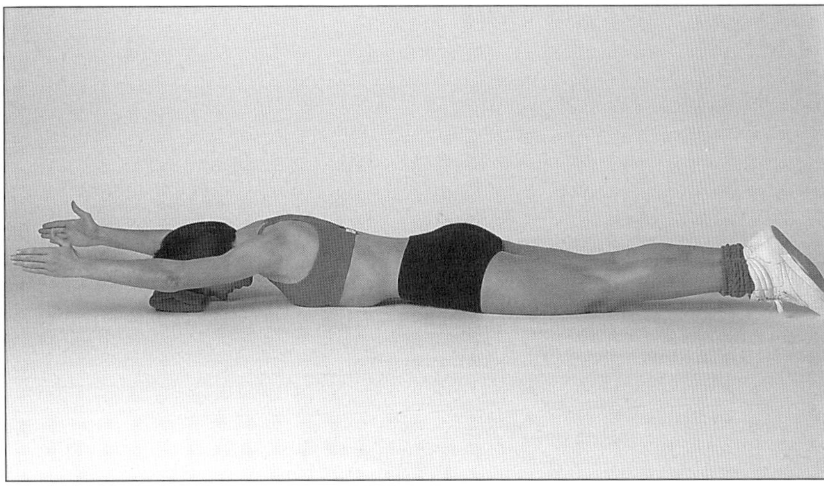

35

»Brust raus!«
In Rückenlage werden die Beine aufgestellt. Nun ziehen Sie die Schulterblätter in Richtung Wirbelsäule nach hinten und versuchen, das Brustbein herauszuschieben. Drücken Sie gleichzeitig die Arme so kräftig wie möglich gegen die Unterlage (die Handflächen zeigen nach oben). Bei dieser Übung ist die Bildung eines Hohlkreuzes erlaubt. 5mal.

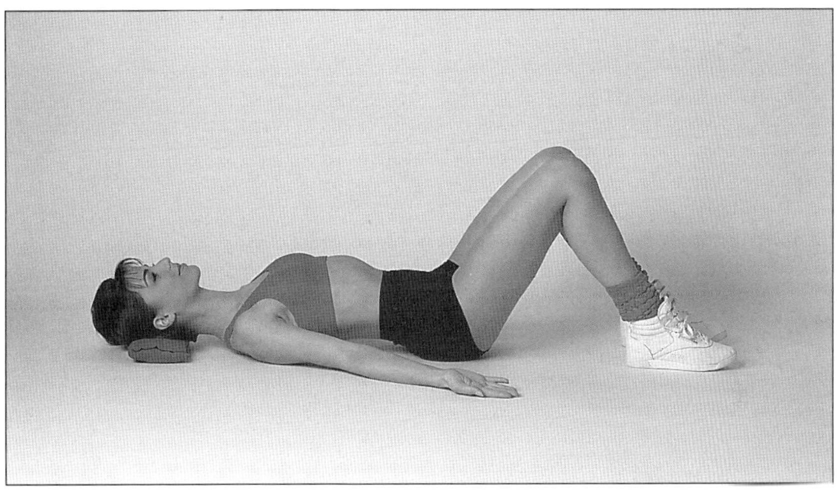

Bewegen:

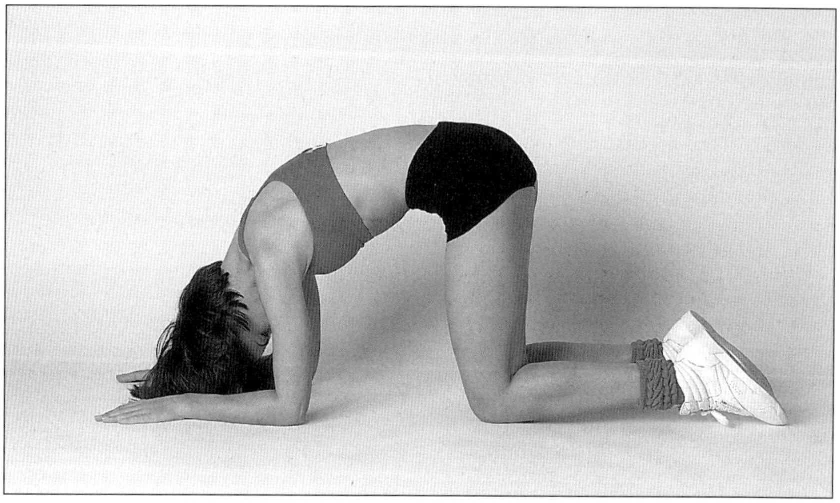

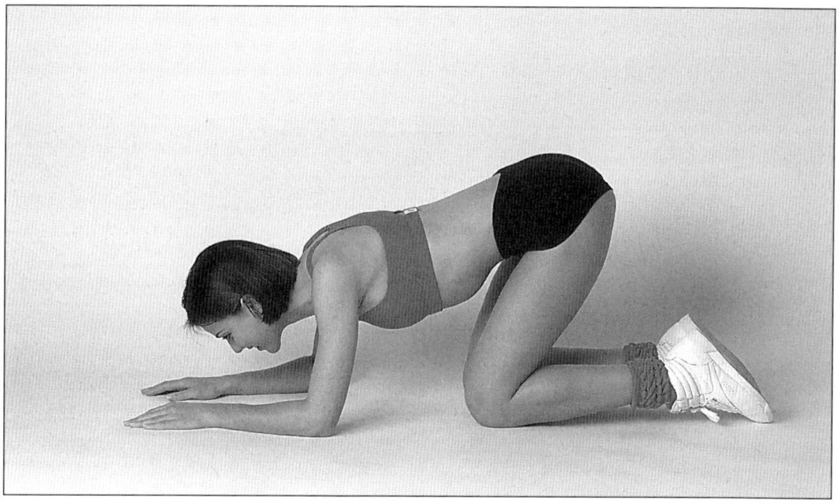

36 a, b

»Der Untertan«
Im Knie-Ellenbogen-Stand ziehen Sie das Kinn fest zur Brust und drücken Ihren Rücken nach oben hinaus (»Katzenbuckel«). Dann kommt die Gegenbewegung: Brustkorb in Richtung Boden drücken. Vorsicht: Den Kopf nicht rückwärts neigen! 5mal.

Die Lendenwirbelsäule (Lenden-, Becken-, Hüftbereich)

Dehnen:

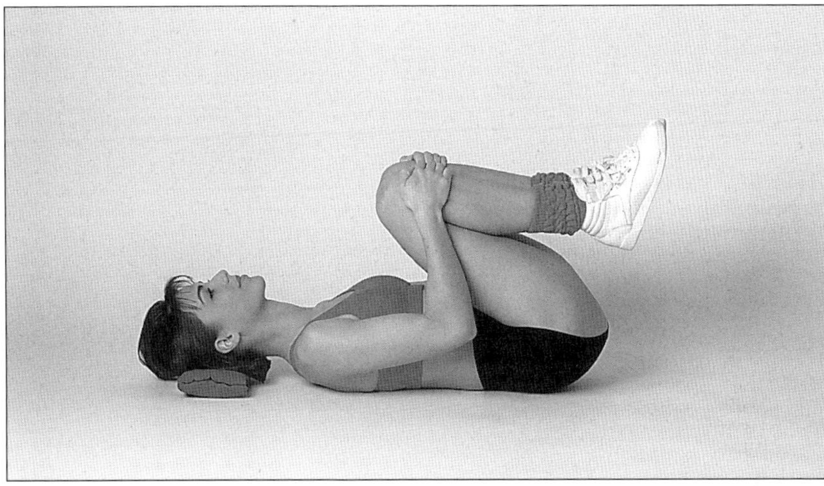

37

»Wiege«
In Rückenlage umfassen Sie mit beiden Händen Ihre Kniegelenke. Nun drücken Sie mit den Knien gegen die Hände. Mit diesen ziehen Sie dann die Knie, in Richtung Kinn bis Sie die Dehnung im unteren Rücken spüren. 2mal.

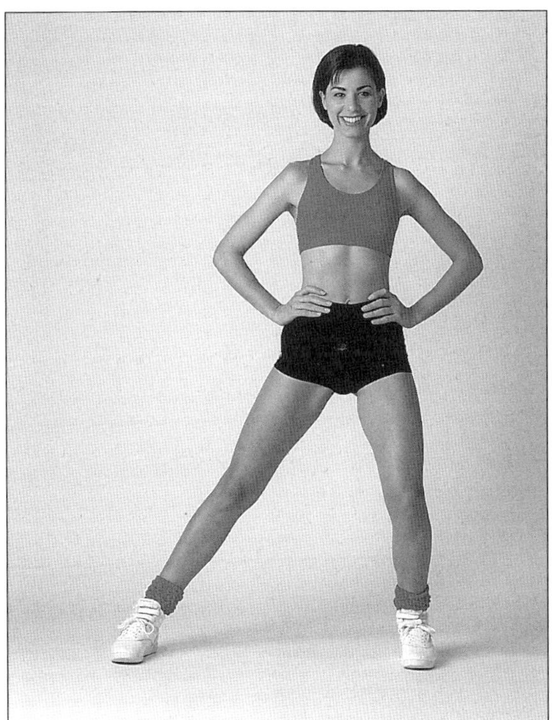

38

»Beinabspreizen«
Aus dem Stand spreizen Sie ein Bein zur Seite und verlagern das Gewicht auf das andere, leicht gebeugte Bein, bis Sie an der Innenseite des Oberschenkels (des gespreizten Beines) die Dehnung spüren. Halten Sie 10 Sekunden und nehmen Sie dann wieder die Ausgangsstellung ein. 2mal pro Seite.

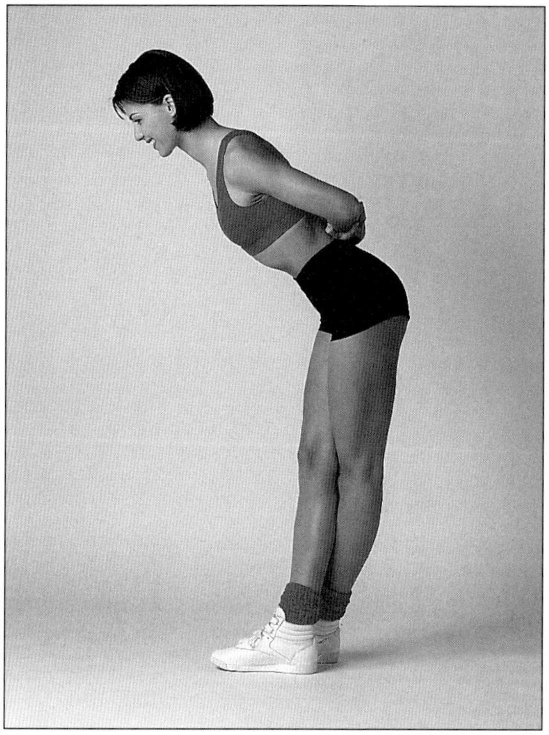

39

»Höfliche Verbeugung«
Im Stehen überkreuzen Sie Ihre Beine und verschränken Ihre Arme auf dem Rücken. Nun beugen Sie sich aus der Hüfte mit gerade gehaltener Wirbelsäule langsam nach vorne, bis Sie die Dehnung in der Rückseite des hinteren Oberschenkels spüren. 10 Sekunden halten, dann wieder aufrichten. Wechsel der Beine. 2mal pro Bein.

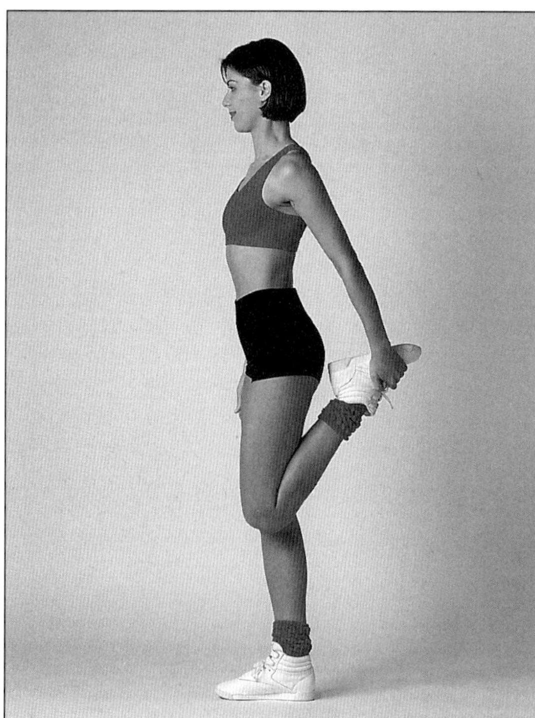

40

»Storchenstand«
Im Stehen fassen Sie mit der rechten Hand das rechte Fußgelenk und ziehen die Ferse so weit zum Gesäß bis Sie die Dehnung im vorderen Oberschenkel spüren. Halten Sie 10 Sekunden lang. Machen Sie dabei kein Hohlkreuz und versuchen Sie, die Hüfte zu strecken. 2mal pro Seite.

41

»Ausfallschritt«
Sie stehen aufrecht, ein Fuß wird auf einer Sitzgelegenheit aufgestellt. Jetzt spannen Sie das Gesäß an und schieben Sie langsam das Becken nach vorn bis ein Ziehen in der Leiste zu spüren ist. Achten Sie darauf, nicht ins Hohlkreuz zu fallen – die Wirbelsäule gestreckt lassen! 10 Sekunden in dieser Stellung bleiben. Beinwechsel. 2mal pro Seite.

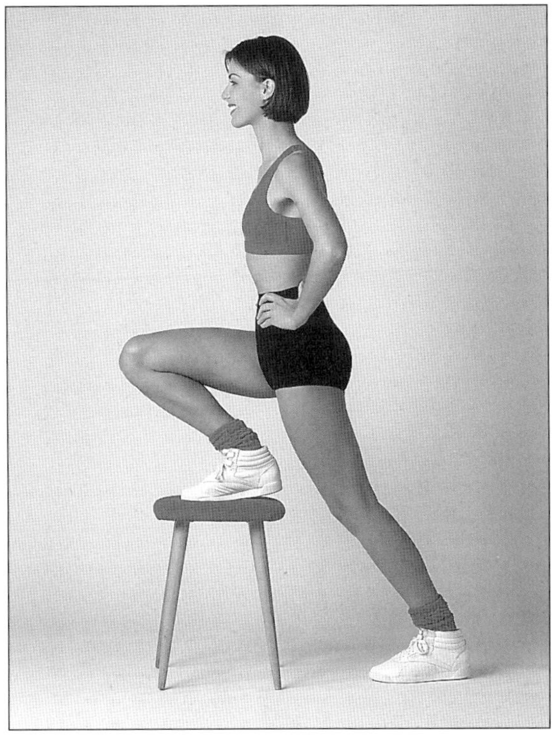

Kräftigen:

42

»Stemm' Dich dagegen!«
In Rückenlage stellen Sie die Beine auf. Heben Sie dann nacheinander die Füße vom Boden ab und drücken Sie mit beiden Händen gegen die Knie, bis Sie die Spannung im Bauch spüren. Atmen Sie dabei ruhig und regelmäßig.
Nach etwa 6 Sekunden stellen Sie die Beine wieder nacheinander ab. 5mal.

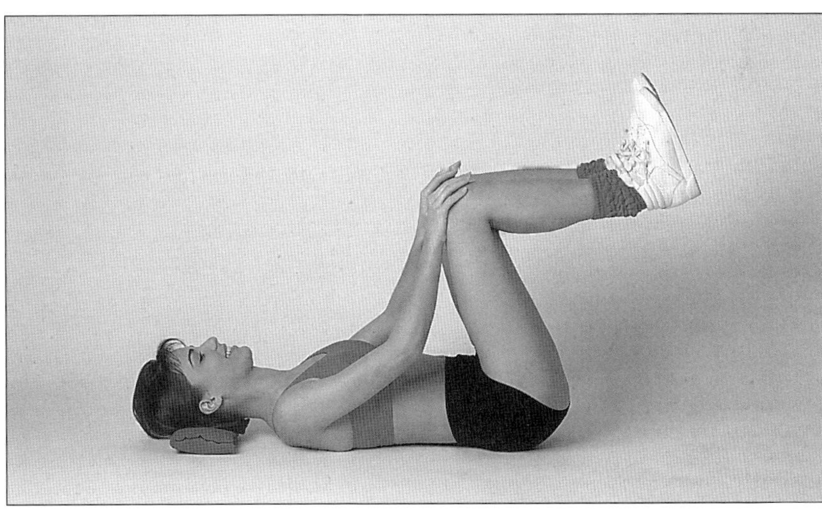

43

»Das andere Knie«
In Rückenlage sind beide Beine aufgestellt. Heben Sie einen Fuß vom Boden ab, und drücken Sie 6 Sekunden mit der gegenseitigen Hand von vorne gegen das Knie, bis Sie die Spannung im Bauch spüren. Wechseln Sie die Seite und achten Sie auf eine gleichmäßige Atmung. 5mal pro Seite.

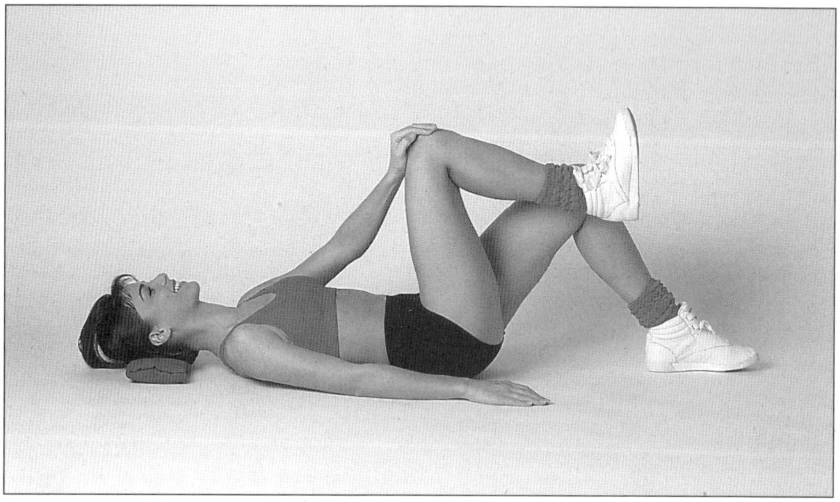

44

»Bahnschranken«
In Seitenlage beugen Sie das untere Bein etwa im rechten Winkel ab. Nun heben Sie das oben liegende Bein gestreckt in die Höhe und zugleich etwas nach hinten. Die Ferse drehen Sie dabei nach oben. Nach kurzem Halten wiederholen Sie die Übung. 5mal pro Seite.

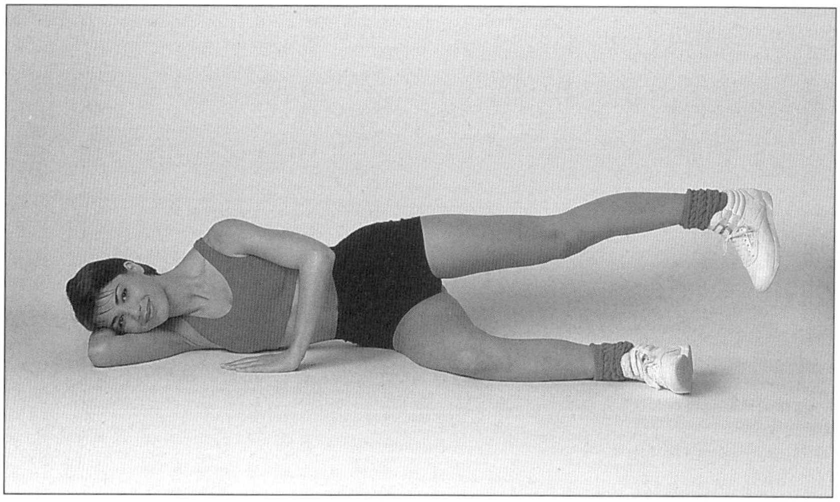

45

»Flossenschlag«
In Bauchlage liegen die Arme neben dem Kopf. Während Sie das Gesäß und den Bauch anspannen, heben Sie abwechselnd ein Bein gestreckt ein wenig nach oben und halten es 6 Sekunden in dieser Stellung. Beinwechsel. 5mal pro Seite.

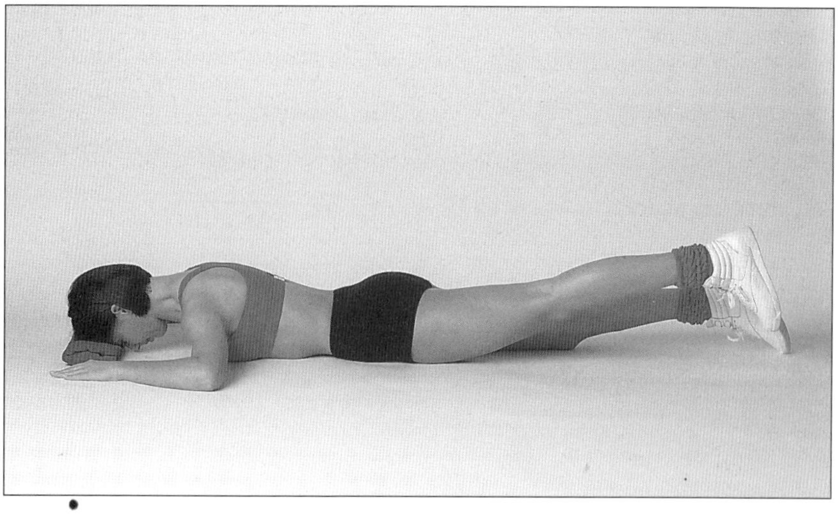

Bewegen:

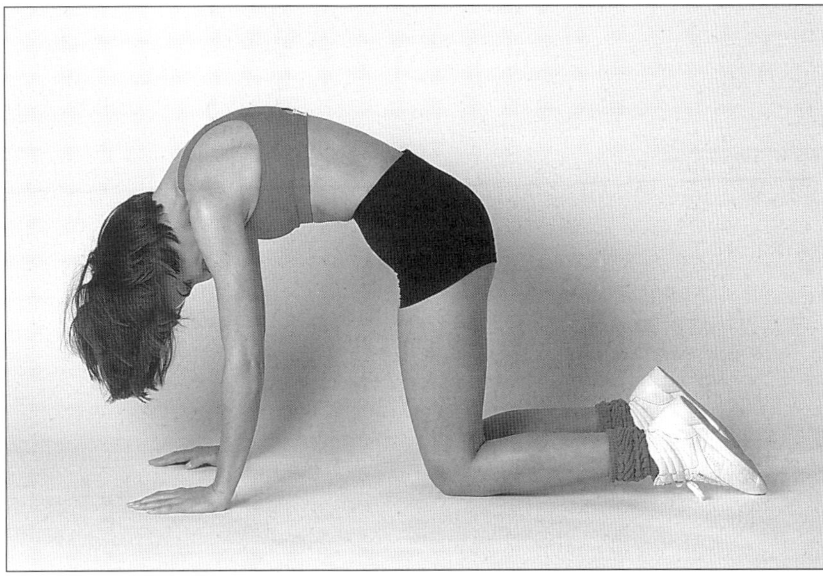

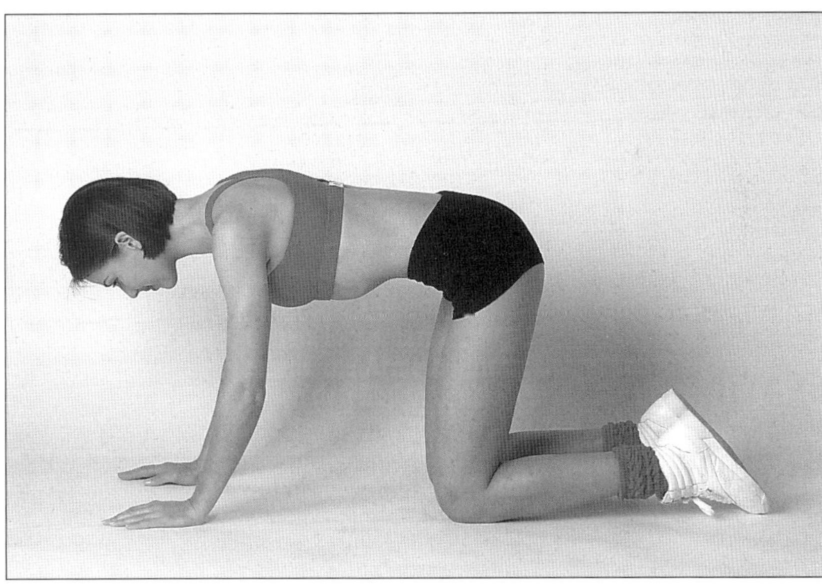

46 a, b

»Katzenbuckel«
Ziehen Sie in der Knie-Hand-Stellung zuerst das Kinn zur Brust und versuchen Sie, den Rücken rund zu machen (»Katzenbuckel«). Dann senken Sie den Rücken und strecken so die Wirbelsäule (nicht durchhängen lassen!). Ziehen Sie dabei den Bauch ein und versuchen Sie, den Nacken lang zu machen. Der Blick ist auf den Boden gerichtet. 5mal.

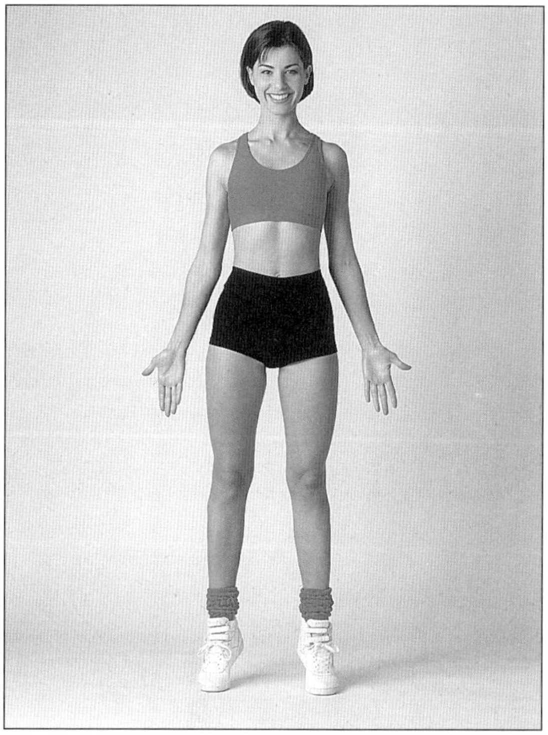

47

Haltungsübung »Streck' Dich!«
Sie stehen aufrecht, die Arme hängen neben dem Körper. Nun stellen Sie sich auf die Zehen (Fußballen), ziehen das Kinn zum Hals, drehen die Handflächen nach vorne und spreizen die Finger. Dabei atmen Sie tief ein, ziehen den Bauch ein und halten 3 Sekunden. Beim Ausatmen sinken Sie wieder auf die Fußsohlen, drehen die Handflächen nach innen, schließen die Finger und entspannen die Schultern. 3mal.

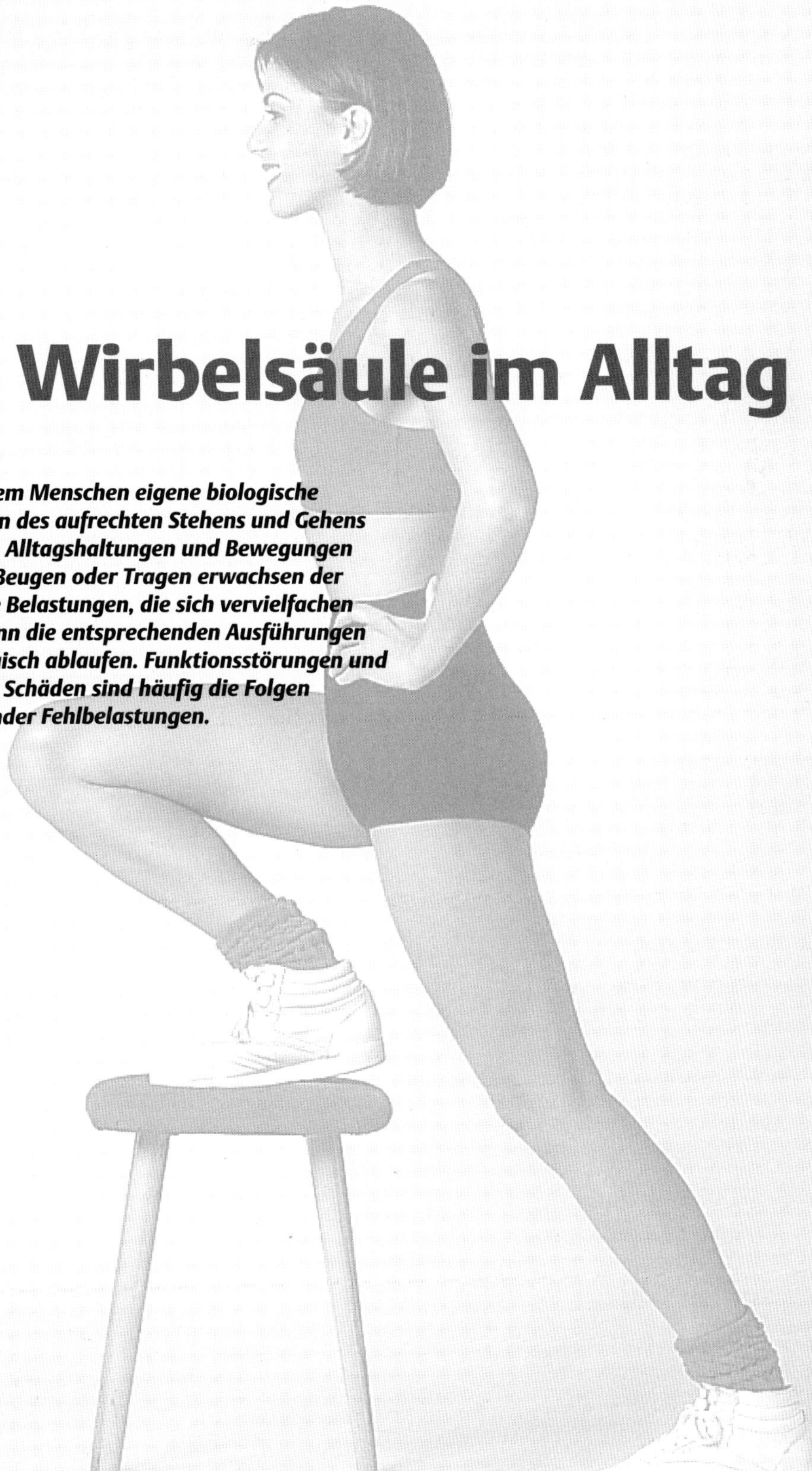

Die Wirbelsäule im Alltag

Durch die dem Menschen eigene biologische Konstruktion des aufrechten Stehens und Gehens sowie durch Alltagshaltungen und Bewegungen wie Sitzen, Beugen oder Tragen erwachsen der Wirbelsäule Belastungen, die sich vervielfachen können, wenn die entsprechenden Ausführungen unphysiologisch ablaufen. Funktionsstörungen und strukturelle Schäden sind häufig die Folgen entsprechender Fehlbelastungen.

Normales Stehen, Gehen und Sitzen

Das Erkennen eines fehlerhaften Ablaufes setzt immer die Kenntnisse des normalen voraus. So gilt auch für die Belange der Wirbelsäulenschule der von den Autoren ursprünglich für rein ärztliche Bereiche aufgestellte Satz

Wir prüfen Normalfunktionen, um Fehlfunktionen zu erkennen.

Normales Stehen

Die Füße stehen in leichter Spreizstellung (knapp Schulterbreite). Die Sohlen sind gleichmäßig und voll belastet. Hüft- und Kniegelenke bleiben mäßig gestreckt mit häufigem Belastungswechsel zwischen Stand- und Spielbein. Der Körper nimmt Normalhaltung ein, die Bewegungssegmente der Wirbelsäule befinden sich in Mittelstellung. Die Schultern sind breit entfaltet. Die Hinterhauptposition ist hoch und aufrecht.

Aus dieser Ausgangsposition entwickelt sich auch das normale Gangbild.

Normales Gehen

Der rhythmische Ablauf des Geh-Aktes erfolgt aus der geschilderten Normalhaltung: Die Gesäßmuskulatur des Standbeines ist angespannt, die Ferse hebt sich. Das Schwungbein bewegt sich in leichter Außenrotation in Schrittstellung. Der Fuß setzt mit der Ferse auf, rollt über den äußeren Fußrand ab, und bringt bei der folgenden Standbeinstellung die volle Belastung auf beide Ballen. Das Anspannen der gleichseitigen Gesäßmuskeln führt das Schwungbein in endgradige Streckung. Die Ferse hebt ab. Das andere Bein wird zum Schwungbein.
Die Arme schwingen konträr zum Schwungbein.

Normales Sitzen

Bereits aus einer sogenannten normalen Sitzhaltung ergibt sich gegenüber dem Stehen und Gehen: Die statische Wirbelsäulenbelastung ist deutlicher, da der Oberkörper im labilen Gleichgewicht auf beiden Sitzbeinhöckern balanciert. Dies bedeutet eine erhöhte Muskelarbeit und aufgrund der Anspannung der Rückenmuskulatur, der Druckbelastung der Oberschenkel und der Gesäßmuskeln eine frühere Ermüdung. Des weiteren bewirkt die Hüftbeugung eine Kyphosierung der Lendenwirbelsäule, und die Wirbelgelenke geraten aus ihrer normalen Mittelstellung. Der Bandscheibendruck steigt.

Fehlerhaftes Stehen, Gehen und Sitzen

Fehlerhaftes Stehen Wirbelsäulenschädigende Bewegungsabläufe finden statt, wenn sich die Gelenke der Wirbelsäule beim Stehen nicht in Mittelstellung (z.B. Vorbeugehaltung) befinden und keine ökonomische Muskelfunktionssituation gewährleistet ist.

Fehlerhaftes Gehen Hüft- und Kniegelenkerkrankungen oder etwa Fußdeformierungen, aber auch unangemessene Modeartikel (z.B. hohe Absätze, Skistiefel), können den normalen Bewegungsablauf beim Gehen stören.

Fehlerhaftes Sitzen Insbesondere ergonomisch fehlerhafte Sitzgelegenheiten bedingen je nach Konstruktion eine Reihe von Zusatzbelastungen:

Fehlerhafte Ergonomie der Sitzmöbel		Belastungen des Achsenorgans
Sitzhöhe	• zu niedrig	– Verstärkung von Hüftbeugung und Kyphose
	• zu hoch und/oder zu kurz	– Druckzunahme am Oberschenkel
Sitztiefe	• zu groß	– Druckzunahme am Oberschenkel
Sitzfläche	• zu weit nach rückwärts geneigt	– Aufrichten und Arbeiten erschweren sich
	• zu wenig geneigt	– Kreuz- und Rückenentlastung sind trotz Lehne verschlechtert
	• zu weit und gemuldet	– das Gesäß »klebt«, die Änderung der Sitzhaltung ist erschwert
	• zu hart und eben	– der Druck auf das Gesäß wird unangenehm

Es gilt als Lehrsatz:

Langes Sitzen ist schädlich, schlechtes noch viel mehr.

Richtiges Sitzen

- **Sitzen bei der Arbeit**
- **In der Freizeit**

Berücksichtigt man einerseits, daß selbst normales Sitzen eine erhöhte Wirbelsäulenbelastung bedeutet, andererseits aber die Sitzhaltung aus dem Alltagsleben nicht wegzudenken ist, so bleibt nur der Kompromiß im Sinne des »richtigen Sitzens« (*Abb. 48*). Folgende Richtlinien sollten beachtet werden:

- Sitzhöhe: Sie ist so zu bemessen, daß die Füße auf dem Boden ruhen, die Knie- und Sprunggelenke rechtwinklig bleiben.
- Sitzfläche: Abgeschrägte gerundete Kanten sind erforderlich. Der Mensch muß die volle Sitzfläche nützen und das Gesäß bis an das hintere Ende der Sitzfläche bringen können.
- Konvexe Kreuzstütze: Sie sichert die erwünschte leichte Lordosierung der Wirbelsäule ab.

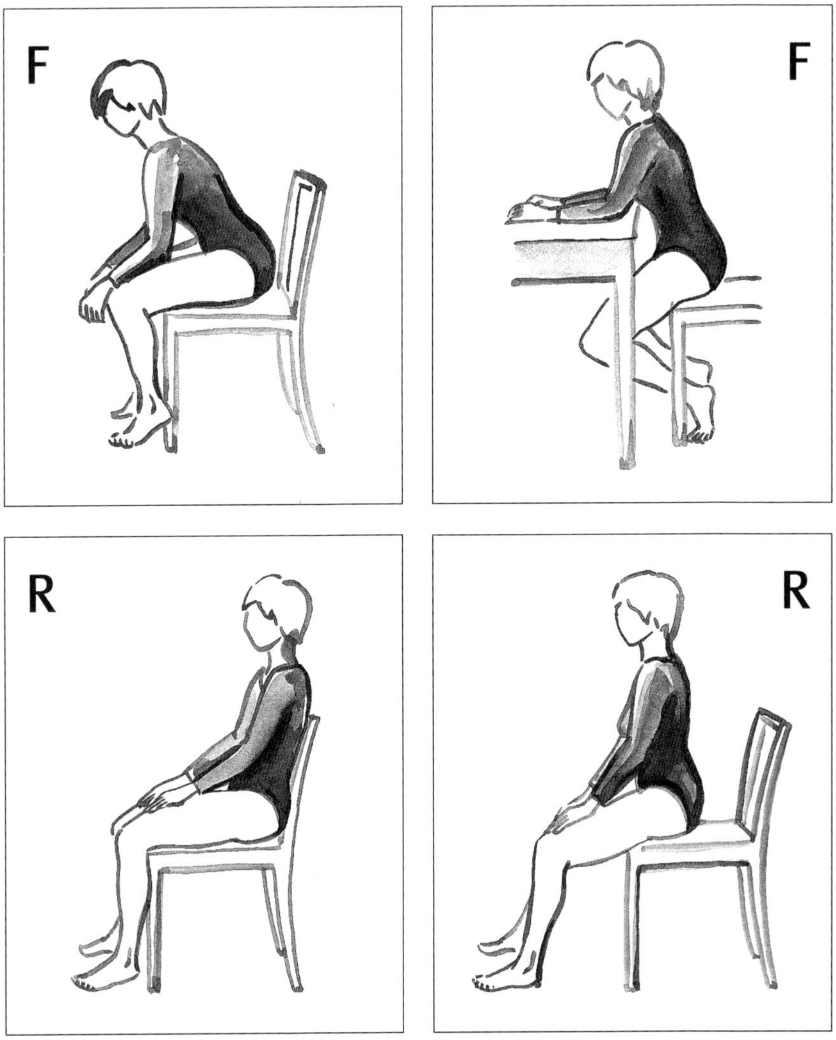

48

Rückwärtige (**links**) und vordere (**rechts**) Sitzhaltung entsprechend der Ruhe- und Arbeitshaltung. **F** = falsch, **R** = richtig.

- Rückenlehne: Sie braucht eine leichte Neigung nach hinten (konkav) und eine dem Rückenprofil entsprechende Muldung.

Eine weitere Differenzierung orientiert sich an der jeweiligen Tätigkeit, die im Sitzen geleistet werden soll.

Richtiges Sitzen im Büro

Voraussetzung dafür ist ein höhenverstellbarer Drehstuhl mit stabiler Fünffachgliederung des Stuhlfußes und leicht laufenden sowie bremsbaren Rollen. Eine gefederte, aber gut gedämpfte Sitzfläche und in der Höhe sowie in der Neigung verstellbare Rückenlehnen und Armlehnen sind außerdem erforderlich (*Abb. 49, Tab. 4*).

Der so konstruierte Sitz erlaubt ein sicheres und bequemes Aufstehen und Hinsetzen und je Ausnützung der ganzen gegebenen Arbeitsfläche. Außerdem dient er der Vermeidung einer Arbeitshaltung in Rotation und ermöglicht das Anlehnen und Entspannen beim Nachdenken, Reden, Hören und Telefonieren.

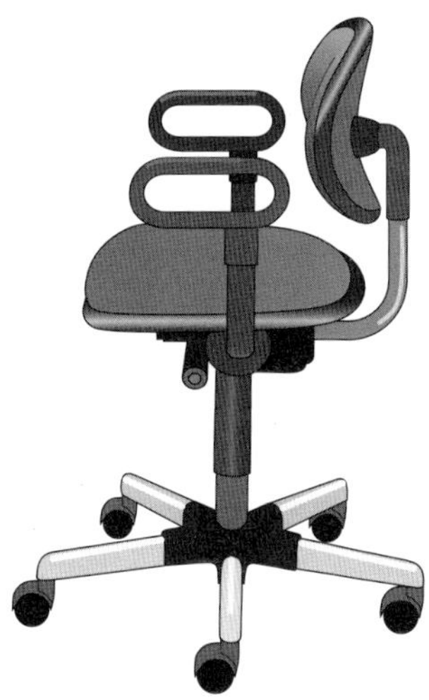

49

Ergonomisch einwandfreier Bürostuhl (Fa. Wiesner Hager)

Tab. 4

Sitztiefe bei vorderster Lehneneinstellung 420 mm oder mehr
Sitzbreite zwischen 400 und 480 mm
Sitzhöhenverstellung stufenlos von 420 bis 520 mm
Lendenbausch im Bereich von 170 bis 230 mm stufenlos höhenverstellbar
Rückenlehnenbreite zwischen 350 und 480 mm
Minimale Rückenlehnenhöhe 480 mm
Neigungswinkel der Rückenlehne arretierbar
Höhe der Armauflagen der Armlehnen 230 ± 20 mm über der Sitzfläche zur Vorderkante der Armauflage 100 bis 180 mm
Länge der Armauflagen mindestens 200 mm
Fußkreuzlänge maximal 365 mm
Kippsicherheitsmaß mindestens 195 mm

Richtiges Sitzen bei Feinarbeiten

Fixierter Sitz und vordere Sitzposition müssen gewährleistet sein. Außerdem sollten eine unbewegliche Rückenstütze in Höhe des Beckenkammes und Abstützungen für die Ellenbogen vorhanden sein. Die Füße des arbeitenden Menschen brauchen einen stabilen Widerstand (Fußbodenkontakt, Stufe, Schemel o.ä.). Die Distanz zur Arbeitsfläche sollte kurz sein.
Erhöhte Aufmerksamkeit erfordert auch die ergonomische Gestaltung von Sitzposition und Arbeitsplatz für Bildschirmarbeitsplätze.

Richtiges Sitzen bei Grobarbeiten

Ein guter Fußkontakt (Stütze, Stufe o.ä.) ist notwendig. Als Sitzgelegenheit sind Drehstühle in bereits beschriebener Ausführung, aber mit härterer Federung am günstigsten. Die Arbeitsflächenhöhe liegt für Grobarbeiten handbreit unter den abgewinkelten Ellenbogen der Sitzenden.
Weniger belastendes Sitzen hängt auch von der ergonomischen Arbeitsflächengestaltung ab. Eine möglichst entspannte Arbeitshaltung kann nur eingenommen werden, wenn die Arbeitsfläche dies erlaubt.
Ein zu hohes Niveau führt zu Verspannungen im Schultergürtelbereich, wohingegen zu niedrige Arbeitsflächen eine zu starke Vorneigehaltung mit der Verspannung der Rückenmuskulatur mit sich bringen (*Abb. 50*).

Optimale Arbeitsflächenhöhe	
• für die Arbeit im Sitzen	– Ellenbogenniveau
• für die Arbeit im Stehen	– 15 cm unter Ellenbogenniveau

Als günstig, allerdings nicht immer installierbar, erweisen sich leicht schräg ansteigende, pultartige Arbeitsflächen, die eine zu weite Vorbeugehaltung des Kopfes verhindern. Unter der Arbeitsfläche sollte genügend Raum für Knie und Oberschenkel bleiben.

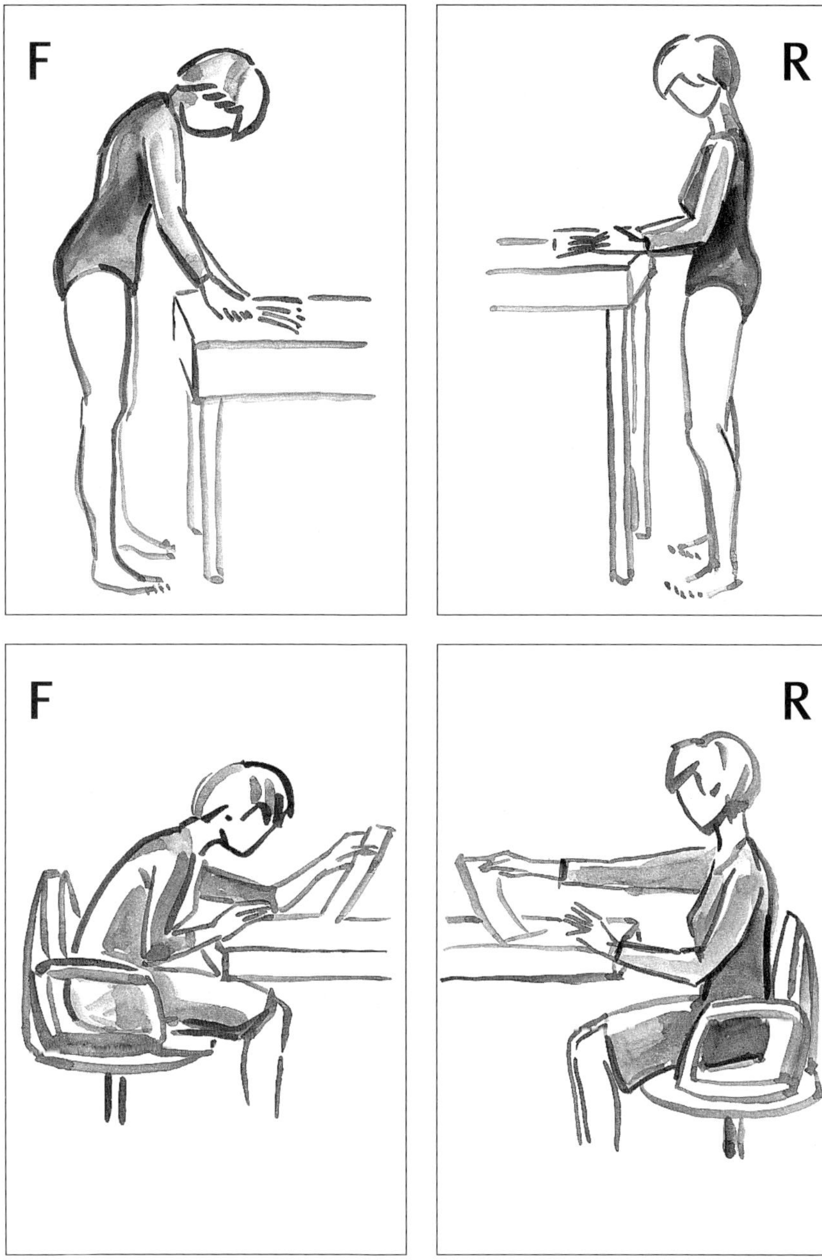

50

Nur die richtige Höhe der Arbeitsflächen verhindert Vorbeugehaltungen und vermindert die Wirbelsäulenbelastung.

Autositz

Der Fahrer hat, im Gegensatz zu seinen Beifahrern, nicht die Möglichkeit, sich durch einen Wechsel der Sitzposition etwas Entspannung zu verschaffen und ist dabei in höherem Maße auf eine ergonomische Sitzgestaltung angewiesen. Serienmäßige Sitze erfüllen die erforderlichen Voraussetzungen oft nicht. Wer häufig fährt ist gut beraten, sich einen optimierten Sitz aus dem Zubehörhandel zu besorgen.

Der Fahrersitz ist ein Arbeitssitz.

Die durchschnittlich günstigste Sitzposition ist gegeben, wenn die Hüftgelenke in einer Beugehaltung von 105 bis 115 Grad und die Kniegelenke in einer solchen von 110 bis 120 Grad aufliegen. Für die Einstellung der Fußgelenke zu den Pedalen liegt der ermüdungsfreie Bereich bei etwa 100 Grad. Um den in Kurven einwirkenden Fliehkräften und ihrem Ermüdungseffekt auf die Haltemuskulatur entgegenzuwirken, sollten Lehne und Sitzfläche Seitenwülste haben und der Bezugsstoff eine gewisse Haftwirkung auf die Kleidung vermitteln. Glatte Leder- oder Kunstlederbezüge sind weniger zu empfehlen. Um auftretende Stoßkräfte und Vibrationswirkungen zu reduzieren, muß der Sitz gute Dämpfungseigenschaften haben.

Richtiges Freizeitsitzen

Um eine möglichst große statische (muskuläre) Entlastung zu erzielen, sollten Sitzmöbel verfügen über:
- nach rückwärts abfallende Sitzfläche,
- hohe, weit nach hinten neigbare Lehne,
- Kreuzstütze (Kissen) und Kopfstütze (Nackenrolle, Kissen o.ä.),
- ausreichend lange Armlehnen.

Leider stehen diesen Empfehlungen der persönliche Geschmack, die Designervorgaben und die Preise einer häuslichen, ergonomisch ausgerichteten Sitzmöbelwahl oft entgegen. Vereinfacht gilt:

Moderne Sitze am Arbeitsplatz sind humaner als die zu Hause.

Erheben aus der Sitzstellung

Ständiges Sitzen verlangt nach gelegentlichem Aufstehen. Das durch langes Sitzen in Mitleidenschaft gezogene und infolgedessen häufig schmerzende Kreuz ist dankbar, wenn das Erheben aus der Sitzstellung korrekt abläuft.
- Das Gesäß rutscht aus der Normalhaltung nach vorne.
- Ein Fuß stellt sich unter die Sitzfläche.
- Der Rumpf wird leicht nach vorne gebeugt, so daß der Schwerpunkt über dem unter der Sitzfläche postierten Fuß liegt.
- Bein- und Gesäßmuskeln richten den Körper in die Senkrechte auf.
- Senioren stützen sich mit den Armen auf den Seitenlehnen ab.

Auch bei Berücksichtigung aller genannten Punkte ist zu bedenken:

Wir sitzen uns krank – ein Leben lang.

Richtiges Heben und Tragen

- Keine Vorbeugehaltung
- Richtige Techniken

Lumbale Schmerzzustände sind oft das Ergebnis falschen Hebens und Tragens bzw. werden durch diese bei bestehender Vorschädigung ausgelöst. Als besonders exponiert erweisen sich diesbezüglich die beiden untersten Bandscheiben der Lendenwirbelsäule. Ihre Absicherung gegen Überbelastungen hängt weitgehend davon ab, ob die stabilisierenden zugehörigen Bänder und Muskelgruppen gleichmäßig belastet werden und ob auftretende Zug- und Druckkräfte, ebenfalls gleichmäßig, auf die gesamte Bandscheibe verteilt einwirken. Dies geschieht nur dann, wenn die belastenden Tätigkeiten ohne Vorbeugen des Oberkörpers ablaufen.

Untersuchungen ergaben, daß die auf die Bandscheiben einwirkenden Kräfte ganz entscheidend vom eingenommenen Vorbeugewinkel abhängen (*Abb. 51*).

Die Last sollte
- körpernah knapp vor dem Körper,
- ohne Vorbeugehaltung und Rotation,
- aus gebeugten Knie- und Hüftgelenken,
- mit leichtem Hohlkreuz und
- angespannten Bauchmuskeln,
- über die Aktivierung der Bein- und Gesäßmuskulatur

aufgehoben werden.

Der Schwerpunkt entscheidet. Vorbeugestellung vermeiden!

Richtiges Tragen erfordert je nach Art der zu bewältigenden Last verschiedene Techniken, muß aber stets körpernah erfolgen (*Abb. 52*).

Seitliches Tragen

In Normalhaltung sollte das Gewicht möglichst beidarmig gleichmäßig auf rechts und links verteilt werden.

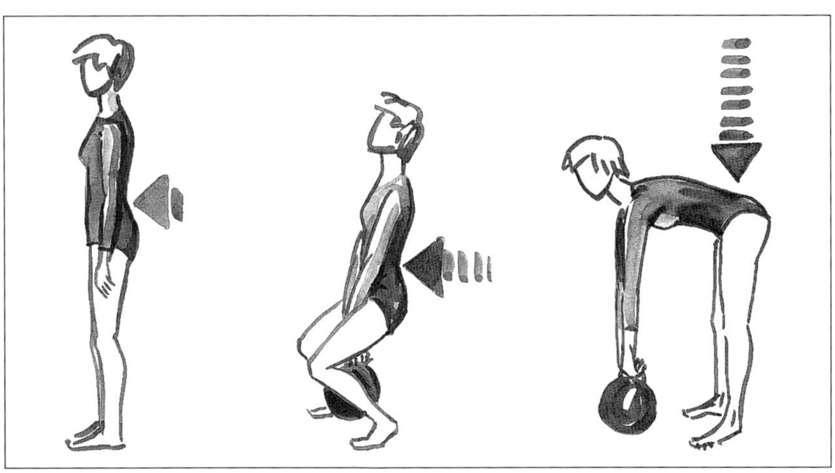

51

Lasteinfluß auf den Lendenwirbel-/Kreuzbeinübergang: **a** nur Kopf-Rumpf-Gewicht (links), **b** richtiges Heben von 50 kg (Mitte), **c** falsches Heben in Vorbeugehaltung (rechts).

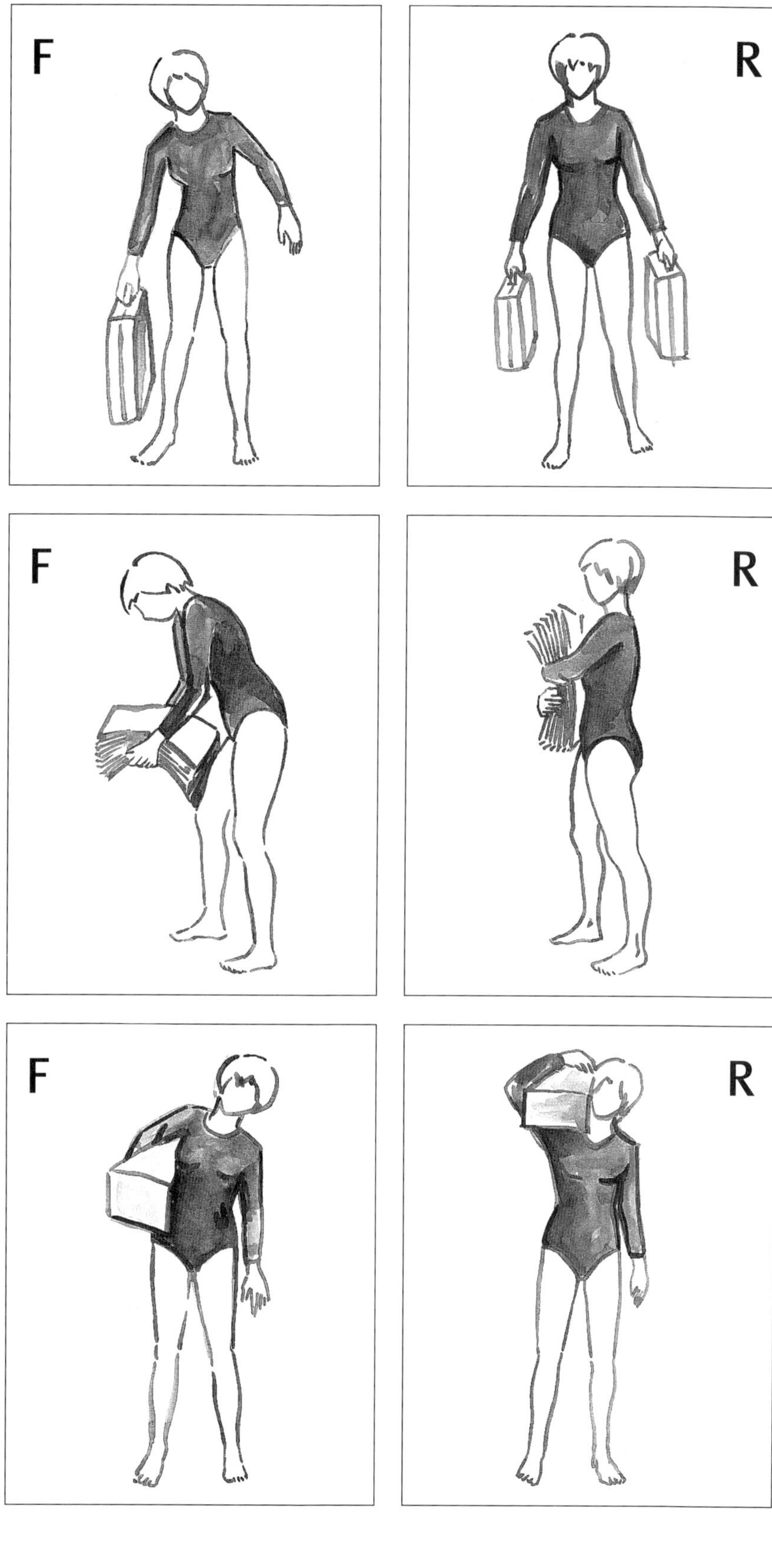

52

Richtiges Heben und Tragen schützt vor Überbelastung der Lumbalregion. Wichtigster Grundsatz: vermeide Vorbeugehaltung!

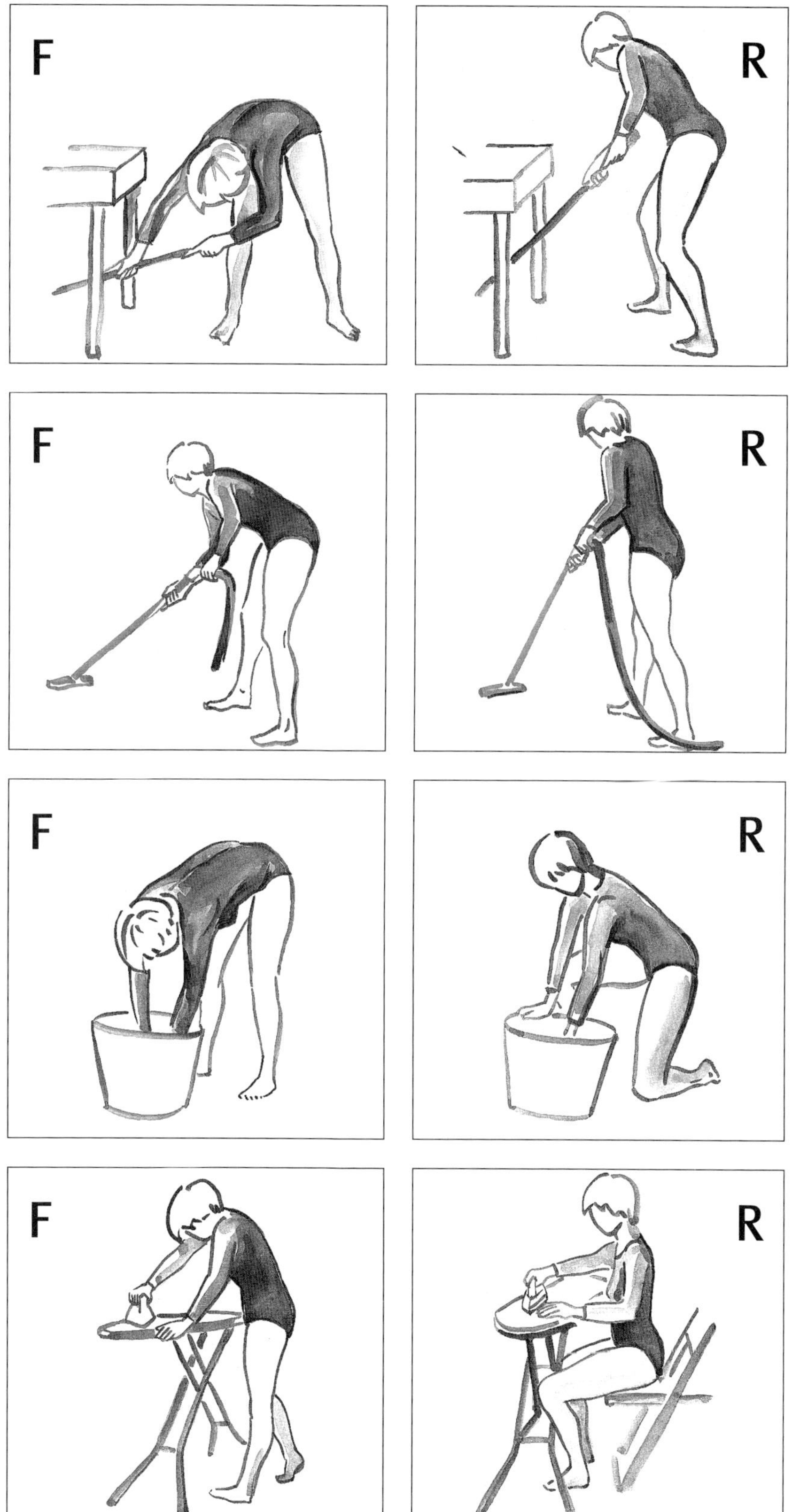

53

Vorbeugehaltungen können bei Haushaltsarbeiten gut vermieden werden.

Tragen vorne am Körper

Beidarmiges Umfassen der Last und Fixieren in Bauchhöhe (evtl. mit Unterstützung durch einen Nackengurt) ist bei gleichzeitig leicht zurückgebeugtem Oberkörper angebracht.

Tragen hinten am Körper

Die Last sollte eine gleichmäßige Verteilung auf beide Schultern erfahren. Der Oberkörper sollte nur leicht vorgebeugt werden. Rucksäcke sollten mit einem abgepolsterten Tragegestell und einem Beckengurt versehen sein.

Haushaltsbelastungen

- Der Welt größter Arbeitsplatz
- Fehlende Ergonomie

Der Welt größter Arbeitsplatz wird fast ausschließlich von Hausfrauen eingenommen – vielfach sogar als zweiter Arbeitsplatz nach einem vollen Arbeitstag. So liegt die tägliche Arbeitszeit weit über dem üblichen 8-Stunden-Tag. Die geschlechtsspezifisch höhere Neigung der Frau zum Haltungsverfall, verbunden mit den Einflüssen aus Schwangerschaften, Stillzeiten oder Klimakterium, machen außerdem die weibliche Wirbelsäule weniger robust. Zu dieser negativen Grundsituation treten mit den einzelnen Arbeiten verbundene Zusatzbelastungen. Die Aufgaben der Wirbelsäulenschule bestehen darin, die speziellen Störmodalitäten aufzuzeigen und auf Ausweichmöglichkeiten hinzuweisen.

Moderne Küchen

Sie verstoßen nicht selten gegen ergonomische Gesichtspunkte. Für die überwiegend stehend zu verrichtende Küchenarbeit liegt die Höhe der Arbeitsflächen oft zu tief. Einbauküchen reichen bis zum Boden und bieten keinen Platz für die Füße. So erzwingen sie einen größeren Abstand zur Arbeitsfläche und eine Vorbeugehaltung des Oberkörpers. Diese stellt eine nicht notwendige zusätzliche Haltearbeit für die Rückenmuskulatur dar.
Häufig benutzte Küchengeräte und Kochvorrichtungen (z.B. Backofen) sollten sich in normaler Arbeitshöhe befinden, um Vorbeugebelastungen gleichfalls auszuschließen.

Reinigungsarbeiten

Bei allen im Wohnbereich anfallenden Reinigungsarbeiten wie Saugen oder Fegen sollte darauf geachtet werden, daß die Griffe der Geräte ausreichend lang sind, um ohne Vorbeugehaltung in Schrittstellung arbeiten zu können.
Unerläßliche Arbeiten am Boden, die nicht anders ausführbar sind, dürfen nicht weiter in Vorbeugehaltung, sondern müssen kniend, eventuell mit einer Kissenunterlage, vorgenommen werden.

Bettenmachen

Hier kann das weite Vorbeugen durch ein Abstützen mit dem Knie und einer Hand verringert werden.

Bügelarbeiten

Die Wirbelsäulenbelastung wird verringert, indem das Bügeln abwechselnd stehend oder sitzend (Drehschemel) ausgeführt wird.

Bei allen diesen Arbeiten kommt es darauf an, die Schwerkraftbelastung möglichst nahe im Bereich der normalen Lotlinie des Körpers einwirken zu lassen (*Abb. 53*).

Für alle diese Arbeiten gilt:
Nichts zu lange!
Häufig wechseln!
D. h.: Sitzen – Gehen – Stehen (. . .)

Gartenarbeiten

Im Handel erhältliche Gartengeräte haben meistens viel zu kurze Stiele (z.B. Rechen, Schaufel, Harke usw.) und auch Bodenarbeiten (z.B. Jäten) in tiefer Beugestellung sind für die Wirbelsäule ungesund (*Abb. 54*).

Handarbeiten

Auch sie sind als sogenannte Freizeit- und Ausgleichbeschäftigung für die Wirbelsäulen überbelasteter Hausfrauen ungeeignet. Sie sollten daher auf das Handarbeiten möglichst verzichten.

Weitere Beispiele wirbelsäulenbelastender Alltagshandlungen in falscher bzw. richtiger Ausführung zeigt *Abbildung 55.*

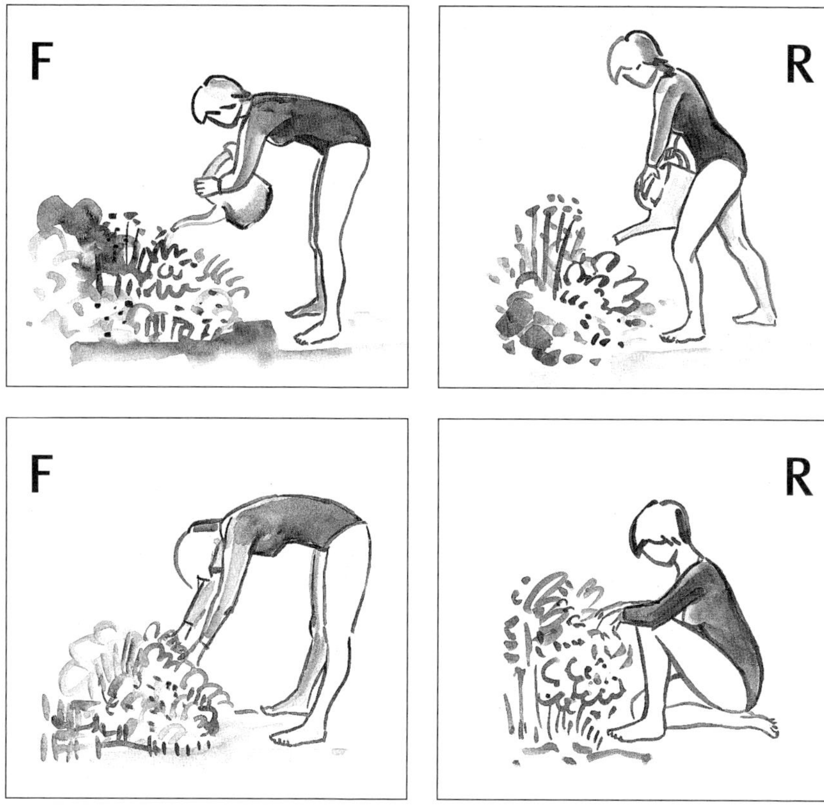

54

Richtiges und falsches Verhalten bei Gartenarbeiten

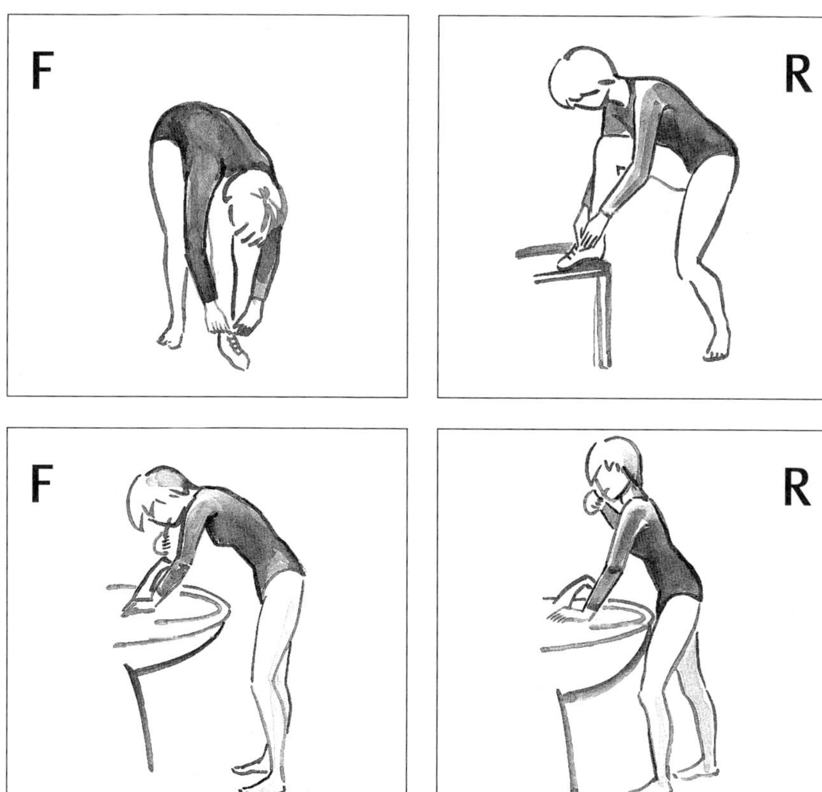

55

Beispiele wirbelsäulenbelastender Alltagshandlungen in falscher und richtiger Ausführung (Schuhe schnüren, Zähne putzen)

Sport und Wirbelsäule

- Die Rolle der Konstitution
- Vermeidung von Sportschäden
- Einzelne Sportarten

Quer durch alle Bevölkerungsschichten hat sich der Sport als ein wesentlicher Bestandteil der modernen Lebensführung etabliert, der den Bewegungsapparat nicht nur positiv, sondern auch negativ beeinflussen kann. Der Slogan

Betreibe Sport und/oder bleibe gesund

hat durchaus seine Berechtigung. Der entscheidende Trennstrich allerdings liegt in den meisten Fällen dort, wo Gesundheits- bzw. Ausgleichssport in Hochleistungssport übergeht, denn die Intensität der Sportausübung steht in direkter Relation zu erwartbaren Schädigungen. Besonders bedenklich wird es, wenn der sich noch in der Entwicklung befindliche jugendliche Bewegungsapparat zum Hochleistungssport gezwungen wird (*Abb. 56*).

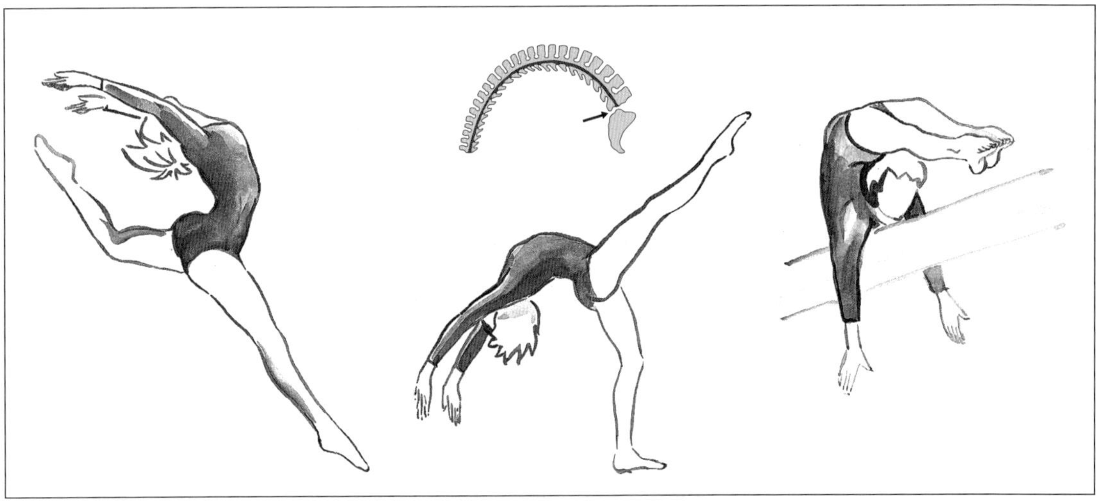

56 Im Leistungssport liegt ein schädigendes Potential. Insbesondere ist der lumbosakrale Übergang betroffen.

Den Nachweis für diese Behauptung liefern u.a. Untersuchungen an einer Gruppe jugendlicher Leistungsturnerinnen und einer gleichaltrigen Vergleichsgruppe von Schülerinnen, die nur am Schulsport teilgenommen hatten (*Tab. 5*).

Tab. 5

Sportintensität und Wirbelsäulenbeschwerden

19 Leistungsturnerinnen	(10a – 19a)	Schülerinnen
Training/Woche	14,5 Stunden	6 Stunden
Schmerzen	6	2
Hohlkreuz	15	3
Hypermobilität	18	8

Auch retrospektiv lassen sich die negativen Einflüsse des Leistungssports auf die Wirbelsäule bestätigen. Es wurde beobachtet, daß die Lendenwirbelsäule der Hauptmanifestationsort erwartbarer Schädigungen ist. In einer Gruppe von 23 ehemaligen Leistungssportlern (18 Männer, 5 Frauen) wurden in 14 Fällen häufige Lumbalgien und in 11 Fällen Skoliosen und Hypermobilität aufgrund einer dynamischen Überbelastung der Lumbalregion festgestellt.

Kriterien zur Wahl der Sportart

Ausgehend von der unbestritten richtigen präventiven Grundeinstellung erheben sich folgende Einzelheiten, die jeder beabsichtigten Sportausübung als Basis dienen sollten.
Bereits bei der Auswahl der zu erlernenden Sportart spielen nicht nur die körperlichen (anatomischen) Gegebenheiten eine Rolle. Es sind oft familiäre Vorbilder oder häufig auch geographische Vorbedingungen, die bei der Sportartwahl den Ausschlag geben. Diese Faktoren bleiben so lange ohne schädigende Folgen wie die erwählte Sportdisziplin nicht bis zum Leistungssport vorangetrieben wird.
Vorteilhaft ist eine frühzeitige Verteilung der sportlichen Aktivitäten auf verschiedene Disziplinen (Allround-Sport).

Bei der Sportartwahl sind prinzipiell auch konstitutionelle Vorbedingungen zu beachten. Häufig sind es gerade jene über dem durchschnittlichen Niveau liegenden körperlichen Fähigkeiten, die von Eltern, Sportlehrern und Trainern erkannt werden und Jugendliche Sportarten wählen lassen, die solche Gegebenheiten ausnützen und verstärken (z.B. Kunstturnen, rhythmische Sportgymnastik, bestimmte Leichtathletikdisziplinen, Ballspiele, Fechten, Kampfsportarten usw.). Gefördert wird dieser an sich negative Vorgang durch die verständliche Einstellung der Ausführenden, die gerne alles tun, was sie – konstitutionell vorgegeben – gut können.
Bei einer konstitutionell vorgegebenen Hypermobilität (Überbeweglichkeit) sollten jedoch gerade Sportarten, die große Bewegungsexkursionen verlangen, vermieden werden.
Allgemein gilt, daß überbewegliche, asthenische Typen stabilisiert und muskelkräftige, athletische Typen mobilisiert werden sollten. Letztere können einer die Muskelkraft belastenden und sollten einer bewegungssteigernden Sportart zugeführt werden.

Überbewegliche, asthenische Typen – stabilisieren
Muskelkräftige, athletische Typen – mobilisieren

Lebensalter der Sporttreibenden

Sportarten, die in der Jugend erlernt wurden und im Gehirn als sichere Bewegungsmuster zentral gespeichert sind, können bei gegebenen organischen Voraussetzungen bis ins hohe Alter ausgeführt werden. Den Senioren muß nur bewußt sein, daß die Beweglichkeit und Koordinationsfähigkeit mit zunehmendem Alter abnehmen und dementsprechend geringere Schwierigkeitsgrade erreichbar sind.

Für Senioren sind Ausdauersportarten geeignet.

Wird überhaupt erst im mittleren oder fortgeschrittenen Alter mit Sport begonnen, so eignen sich dazu vor allem Disziplinen, die relativ einfach erlernbar sind, keine komplizierten Bewegungsabläufe verlangen, und möglichst in ähnlichen, bereits programmierten Bewegungsmustern verinnerlicht sind (Laufen, Radfahren, Skilanglauf, Bergwandern, Schwimmen).
Am unproblematischsten ist die Aufnahme einer Sportart verständlicherweise für den jungen Menschen. Hier sind Lern- und Programmierfähigkeit noch optimal, ebenso Kraft und Schnelligkeit. Als Schwachpunkte dieser Altersstufe gelten die Selbstüberschätzung des Leistungsvermögens einerseits und das Nichtbeachten von Warnzeichen (Schmerzen!) eines überforderten Bewegungsapparates andererseits.

Vermeidung von Sportschäden

Damit die Ausübung einer Sportart tatsächlich der Erhaltung der Gesundheit dient und nicht zu Schädigungen führt, sind denjenigen, die in ihrer Freizeit mehr oder weniger regelmäßig Sport treiben, folgende Anleitungen zu geben:

- Vernünftige Selbsteinschätzung des eigenen Leistungsvermögens: die Einstellung, nicht unbedingt den Sieg erringen zu müssen.
- Mindestmaß an technischem Können: die Bewegungen sollten locker und spielerisch ablaufen.
- Vorbereitung auf die Sportart durch Aufwärmen: es dient als eine den Bewegungsapparat schonende Startphase.
- Vermeidung ruckartiger Bewegungsabläufe mit großen Bewegungsexkursionen der Wirbelsäule: richtige Sportartwahl!
- Vermeidung von Zugbelastung, Dauerverspannung und Unterkühlung: Schmerzen berücksichtigen!
- Sportarten, die in der Jugend erlernt wurden, sind bis in das hohe Alter ausführbar – vor allem Ausdauersportarten.
- Für junge Menschen sind Sportarten geeignet, die die Schnellkraft trainieren. Den Senioren sind Sportarten zu empfehlen, die eine Ausdauerleistung erfordern.
- Ältere Sporttreibende sollten bedenken, daß ihre Beweglichkeit und Koordinationsfähigkeit mit zunehmendem Alter abnehmen. Diese Einsicht bewahrt vor Schmerzen und Unfällen.

Bewertung einzelner Sportarten

Für die einzelnen Sportarten müssen die folgenden Aspekte berücksichtigt werden, um Schäden an Wirbelsäule, Gelenken, Bändern und Muskulatur vorzubeugen.

Laufen

Diese Disziplin ist die natürlichste und »genetisch verankerte« Sportart der Menschheit. Sie sollte möglichst nur auf weichen Böden erfolgen und erfordert stoßentlastende, gute Laufschuhe. Bergauflaufen ist empfehlenswert, bergab sollte man jedoch gehen.

Radfahren

Die Rahmengeometrie des Fahrrads muß den Körperproportionen entsprechen. Die Sattelhöhe ist so zu wählen, daß die Ferse des gestreckten Beines das Pedal erreicht. Vorbau und Lenkstange sollen ein möglichst aufrechtes Fahren erlauben. Rennlenker vermeiden (»Radlerbuckel«)!

Reiten

Bei gutem Pferdematerial und vernünftiger Ausübung (»ausreiten«) ist das Reiten ein wirbelsäulenfreundlicher Sport, der das Balanceverhalten der Muskulatur verbessert. Diesen Vorteil macht sich auch die Hippotherapie (Therapie mit Hilfe von Pferden) zunutze.

Skilanglauf

Diese Sportart entspricht dem natürlichen Bewegungsmuster und kann gleichfalls als wirbelsäulenfreundliche eingestuft werden. Dies gilt jedoch nicht für das »skating«.

Alpinskilauf

Die Beschaffenheit der Piste und die gewählte Abfahrtechnik sind für die positive oder negative Beurteilung dieser Sportart entscheidend. Günstig sind Weichschnee (Pulver, Firn), Skitouren sowie lockeres, rhythmisches Fahren. Ungünstige und schädigende Einwirkungen gehen von Buckelpisten, Eisplatten, hartem, verspurtem Schnee, übertriebenem Wedeln und Unterkühlungsnoxen (z.B. lange Liftfahrten) aus.

Wasserski

Bei der dazu erforderlichen beträchtlichen Geschwindigkeit wird Wasser »hart« und übermittelt deutliche Stoßkräfte, die speziell die Lumbosakralregion überlasten. Gleichfalls zu bedenken sind die auf Arme, Schultergürtel und Nacken einwirkenden Zugkräfte sowie Unterkühlungseffekte, wenn ohne Schutzanzug gefahren wird. Aus diesen Gründen ist diese Sportart als absolut nicht wirbelsäulenfreundlich einzuordnen.

Windsurfen

Zwei Schadfaktoren müssen ausgeschlossen werden: zum einen die hohe Unterkühlungsgefahr (aus segeltechnischen Gründen befindet sich der Wirbelsäulenbereich im Wind), wenn ohne Schutzanzug gefahren wird; zum anderen ist es wesentlich, das Herausheben des Segels aus dem Wasser mit der richtigen Technik (nicht »aus dem Kreuz heraus«) auszuführen.

Schwimmen

Wie allgemein bekannt, ist diese Sportart der »Paradesport« für Wirbelsäulengeschädigte. Ihre Ausübung sollte jedoch nicht in zu kaltem Wasser erfolgen. Außerdem führt der Brustschwimmstil zu einer starken Hohlkreuzbildung und einer wenig wirbelsäulenfreundlichen Kopfrückneigung. Daher ist dieser Stil bei Kreuz- und Nackenbeschwerden zu vermeiden. Günstig hingegen sind Rückenschwimmen und Kraulen.
Die nasse Badebekleidung muß nach dem Schwimmen sofort gewechselt und der Körper gut abgetrocknet werden.

Rudern

Diese Sportart verstärkt bzw. führt zur Rundrückenbildung. Bedingt empfehlenswert ist nur das Wanderrudern.

Tennis

Ein Tennis-Verbot wird selten gerne gehört. Wirbelsäulengeschädigte Patienten sind bei zu intensiver Ausübung, speziell durch Service (er begünstigt Hohlkreuzbildung und eine Verspannung der Rückenstrecker), die langen Ausfallschritte und die nicht vorprogrammierbaren Reflexbewegungen gefährdet.

Golf

Bei guter Technik, Timing und Vermeidung einer zu starken Hohlkreuzposition am Schwungende, stellt der Golfsport eine allein durch das immer wieder notwendige Gehen auf weichem Boden günstige und bis ins fortgeschrittene (hohe) Alter ausführbare Sportart dar.

Fußball, Handball, Volleyball

Diese Ballsportarten weisen ein hohes Verletzungsrisiko auf, man braucht nur am Montag den Sportteil der Zeitung aufzuschlagen, um einen Eindruck zu gewinnen. Die vom Gegner abhängigen, kaum programmierbaren reflektorischen Bewegungsabläufe, Sprungwürfe und die Traumatisierung der Halswirbelsäule beim Kopfballspiel sind für wirbelsäulengeschädigte Patienten nicht geeignet.

Kunstturnen

Diese Sportart beansprucht die Gelenke durch übergroße, weiträumige Bewegungen. Sie ist daher wirbelsäulengeschädigten Personen nicht zu empfehlen.

Leichtathletik

Sprung- und Wurfdisziplinen zählen nicht zu den wirbelsäulenfreundlichen Sportarten. Für Laufdisziplinen gelten die bereits ausgeführten Gesichtspunkte.

Für weitere unerwähnt gebliebene Sportarten kann eine Bewertung in wirbelsäulenfreundliche bzw. schädliche Disziplinen mit Hilfe der hier ausgeführten Details leicht durchgeführt werden.

Wirbelsäule, Stoffwechsel und Ernährung

Adipositas (Fettsucht) und Wirbelsäule

Die Wirbelsäule ist dann am augenscheinlichsten von Ernährungsfehlern betroffen, wenn beträchtliches Übergewicht vorliegt. Die Gewichtsüberbelastung betrifft vor allem die Bandscheiben und Bänder der Lendenwirbelsäule und macht diese störanfälliger. Ein deutlich überhöhtes Körpergewicht bedingt jedoch auch Verformungen wie die Hohlkreuzbildung und die entsprechende Ausgleichskyphosierung der Brustwirbelsäule (Rundrücken). Dies wiederum begünstigt Verschleißprozesse und fördert muskuläre Balancestörungen wie die Abschwächung der Bauch- und Gesäßmuskulatur und die Verspannung der unteren Rückenstrecker.
Zwar zeigen Untersuchungen an einem großen Kollektiv von Schmerzpatienten, daß Kreuzschmerzen bei Übergewichtigen nicht wesentlich häufiger auftreten, in der Behandlung jedoch schwerer beherrschbar sind und eine höhere Rückfallquote aufweisen.

Normal- und Idealgewicht

Das normale bzw. ideale Körpergewicht eines Menschen ist mit Hilfe der Broca-Formel leicht zu errechnen.

Normalgewicht

Das Gewicht muß, nach *Broca*, jener Zahl entsprechen, die 100 cm der Körpergröße überschreitet (z.B.: Größe 175 cm = Gewicht 75 kg).

Idealgewicht

Vom Ergebnis der Broca-Formel werden für den Mann nochmals 10%, für die Frau nochmals 15% in Abzug gebracht (z.B.: ein 175 cm großer Mann = 68 kg; eine 170 cm große Frau = 60 kg).

Zumindest Normalgewicht ist immer anzustreben.

Um späteren Gewichtsproblemen vorzubeugen, sollte bereits im Kindesalter darauf geachtet werden, daß die Kinder nicht »überfüttert« oder zum Naschen verführt werden.

Die Wurzeln der Fettleibigkeit liegen in der Kindheit.

Im Erwachsenenalter müssen Kalorienzufuhr und -verbrauch ausgeglichen sein. Die Verteilung von Kohlenhydraten, Eiweiß und Fett ist dann nicht so entscheidend. Ein körperlich arbeitender Mensch verbraucht mehr Kalorien als ein vorwiegend im Sitzen arbeitender.

Drei Mahlzeiten täglich sind ausreichend. Im einzelnen sind dies

- ein reichliches Frühstück (»nimm Dir Zeit«),
- ein bescheidenes Mittagessen sowie
- eine kleine Abendmahlzeit.

Besteht bereits Übergewicht, dann gilt es, mit Hilfe spezieller Diäten abzunehmen, bis Normal- und, im besten Falle, Idealgewicht erreicht ist.

Diätformen

Zur Gewichtsabnahme stehen unzählige Spezialdiäten zur Auswahl und neue kommen ständig hinzu. Es ist anzuraten, sich an bewährte Diätformen zu halten. Der Erfolg der Diäten ist jedoch an die Situation des Patienten gebunden.

Reduktionsdiät

Die Erfahrung lehrt, daß alles, was kompliziert ist, was Wiegen und Messen erfordert, vom Patienten nicht durchgehalten wird und bestenfalls im Rahmen stationärer Behandlungen eine Gewichtsreduzierung bewirkt. Die Obergrenze einer sinnvollen Reduktionsdiät liegt diesbezüglich bei maximal 800 Kalorien pro Tag.

Entzug freier niederer Kohlenhydrate

Diese Diätform ist für den Patienten besser und einfacher durchführbar. Die Ernährung wird konsequent aus folgenden Produkten erstellt:

- Gemüse (keine Kartoffeln),
- Salat,
- Fleisch,
- Fisch,
- Geflügel.

Die Zubereitungsformen bleiben dem persönlichen Geschmack überlassen. Es ist allerdings besonders darauf hinzuweisen, daß alle Nahrungsmittel, die Mehl und Zucker enthalten, strikt vom Speiseplan zu streichen sind. Das heißt:

- kein Brot,
- keine Getreideprodukte,
- kein Müsli,
- kein Reis,
- keine Nudeln,
- kein Obst (erlaubt sind z.B. Wassermelonen und Grapefruits).

Um die notwendige Ballaststoffmenge zu erreichen, muß der Gemüse- und Salatanteil am reichlichsten bemessen sein. Umstellungsbedingte Verdauungsschwierigkeiten lassen sich durch Beimengung von Weizenkleie beherrschen.
Kaffee, Tee und Mineralwasser dürfen konsumiert werden;
Limonaden, Cola-Getränke usw. sind nicht erlaubt;
Alkohol ist selbstverständlich streng verboten.

Das ursprüngliche Getränk des Menschen ist reines Wasser.

Mit dieser Diätform läßt sich bei strikter Einhaltung eine monatliche Gewichtsverminderung von 3 bis 4 Kilogramm ohne jegliches Hungergefühl erzielen.

Ist das Normalgewicht erreicht, müssen die das Übergewicht verursachenden Ernährungsfehler auf Dauer vermieden und eine familiengerechte Dauerernährungsform angestrebt werden. Hierfür eignet sich die Haysche Trennkost vorzüglich.

Haysche Trennkost

Seit Jahrzehnten bewährt sich diese Diätform, ist in ihrer Wirksamkeit jedoch wissenschaftlich noch nicht begründet.
Das Wesen der Hay-Trennkost besteht – schon der Name nimmt es vorweg – in der strikten Trennung von Kohlenhydraten und Eiweiß in der jeweiligen Mahlzeit. Auf »fast-food« und minderwertige Kohlenhydrate (Zucker, weißes Mehl usw.) wird verzichtet.
Gewichtsreduzierungen und die anschließende Umstellung auf die empfohlene Dauerernährung entlasten die Wirbelsäule nicht nur mechanisch, sondern bewirken auch eine Normalisierung gestörter Stoffwechselvorgänge wie den Rückgang von überhöhten Blutfett-, Blutzucker- oder Harnsäurewerten.
Eigene Untersuchungen zeigen, daß speziell das Absinken hoher Harnsäurewerte im Blut auch die Neigung zum Auftreten von Wirbelsäulenschmerzen reduziert (*Tab. 6*).

Kollektiv n = 798			
Harnsäure > 6,8 mg%		Harnsäure < 6,8 mg%	
Schmerzlokalisation			
LWS	26,9%	LWS	22,0%
BWS	20,6%	BWS	6,0%
HWS	12,6%	HWS	5,0%
Übergewicht > 10 kg			
Männer	38,9%	Männer	15,6%
Frauen	43,0%	Frauen	0,0%

Tab. 6

Eine Gewichtsreduzierung, die konsequente Einhaltung der Haysche Trennkost und die damit verbundene Normalisierung gestörter Stoffwechselvorgänge bewirken generell ein erhöhtes Wohlbefinden, weniger Schmerzen und eine gesteigerte Leistungsfähigkeit – sicherlich ein guter Tausch gegen kulinarische Lustgefühle. Unterschwellig wirkende Faktoren wie mangelnde Einsicht und langjährige Gewohnheiten des Patienten können allerdings die schönsten Anfangserfolge wieder zunichte machen.

Wirbelsäule und Schlafritus

- Hart oder weich?
- Seite, Rücken, Bauch?

Ein rundes Drittel des Lebens verbringt der Mensch im Bett; eine Zeit, die der Regeneration biologischer Systeme dienen sollte. Auch die Wirbelsäule ist in hohem Maße auf diese Ruhephase angewiesen, da die Bandscheiben in maximal entlasteter Position wieder mit Nährstoffen versorgt werden. Ihre dadurch bedingte Umfangsvergrößerung bewirkt, daß der Mensch nach einer erquicklichen Nachtruhe an Körpergröße gewinnt, die er allerdings bis zum Abend wieder verliert. Auch die gesamte Muskulatur wird während der Nacht entspannt und regeneriert.
Das folgende Sprichwort bestätigt die wohltuende Wirkung der nächtlichen Regeneration:

Wie man sich bettet, so liegt man.

Matratze und Einsatz

Um wirbelsäulenfreundlich liegen zu können, müssen Bett und Kopfkissen bestimmte Kriterien erfüllen. Ein Rückblick auf die Schlafgelegenheiten früherer Zeiten zeigt im Vergleich zu unseren heutigen Schlafmöbeln, daß nicht alle Errungenschaften der Zivilisation geeignet sind, das Leben zu erleichtern. Die einst gebräuchlichen Lagerstätten bestanden aus Fellen oder Decken, aufgeschüttetem Laub, Stroh und Strohsäcken, den Vorläufern unserer Matratzen. Diese Materialien lagen auf einer festen Unterlage. Sie lieferten zum einen die notwendige Weichheit und unterstützten andererseits den Körper an allen für eine gesunde Schlafhaltung erforderlichen Regionen.
Damit sind die zwei von Wirbelsäule und Muskulatur zur Regeneration benötigten Faktoren benannt. Auf einer nach allen Richtungen federnd nachgebenden und in der Mitte möglicherweise einsinkenden Unterlage ist es unmöglich, die erforderliche Entspannung zu finden. Einmal mehr wehrt sich der Körper gegen aufgezwungenes Ungemach mit Schmerzen. Nächtlich zunehmende Beschwerden bzw. ein Gefühl der Zerschlagenheit am Morgen sollten auch zur Überprüfung der Schlafsituation in ihrer Gesamtheit führen:

- Einsatz und Matratze sind zu hart: In Rückenlage führt dies zu Hohlkreuzbildung und zu unangenehmem Druck auf Ferse, Gesäß und Schulterpartien. In der Seitenlage skoliosiert die Lendenwirbelsäule (Skoliose = Verkrümmung), da das Becken zu hoch liegt. An Becken und Schultern ergeben sich Druckstellen.
- Einsatz und Matratze sind zu weich: In Rücken- und in Seitenlage hängt die Wirbelsäule durch, die Hüftgelenke kommen in vermehrte Beugestellung.

Kopfkissen

Gleichfalls bedeutungsvoll für die Schlafhaltung ist die Beschaffenheit der Kopfkissen, denn zu niedrige oder fehlende Kissen bedingen in Rückenlage eine Überstreckung und in Seitenlage eine permanente Seitneigung der Halswirbelsäule. Zu hohe Kissen führen in Rückenlage zur Vorbeugehaltung von Kopf und Halswirbelsäule bzw. in Seitenlage zur Gegenseitneigung.

Wirbelsäulenfreundliche Lattenroste, Matratzen und Kopfkissen

Eine Spannungsminimierung der Muskulatur ist nur zu erreichen, wenn die regionären Gelenke sich in Mittelstellung befinden. Die aufgezeigten Fehler lassen sich durch eine vernünftige Auswahl von Lattenrost, Matratze und Kopfkissen vermeiden (*Abb. 57*).

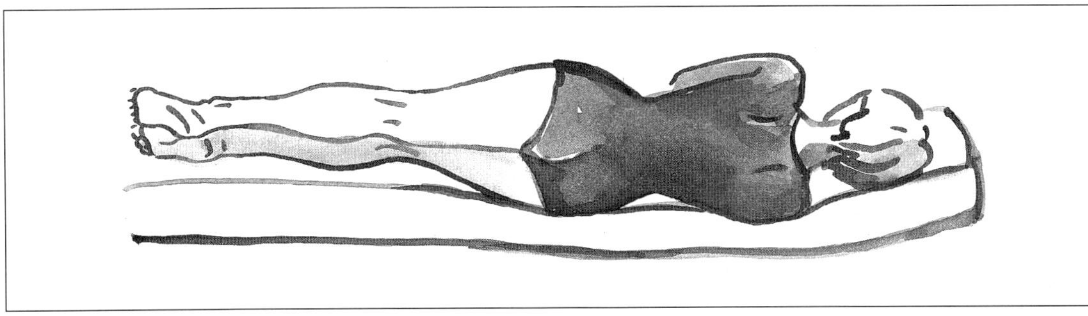

57 Schlafritus

Lattenroste

Als Einsatz für das Bett eignen sich Lattenroste einfacher Bauart. Vielfach verstellbare, teure Konstruktionen sind meist überflüssig bzw. können bestimmten Fehlformen der Wirbelsäule oder anderen Störungen vorbehalten bleiben (z.B. M. Bechterew, Skoliosen, Kyphosen, Varizen, Ödeme).

Matratzen

Geeignete Matratzen sollen Naturstoffe wie Kautschuk (Latex), Roßhaar, Schafwolle als Füllmaterial und einen Bezug aus Baumwolle besitzen. Die Festigkeit der Matratzen muß so gewählt werden, daß die Abstimmung auf Körperform und -gewicht eine Normalhaltung in Rücken- und Seitlage ermöglicht. Einer Neuanschaffung sollte ein gründliches Probeliegen vorausgehen.

Nicht zu weich – nicht zu hart – Probeliegen!

Kopfkissen

Wirbelsäulenpatienten fragen häufig nach Art und Form gesunder Kopfkissen oder nach der Brauchbarkeit von Nackenrollen bzw. halbkreisförmiger, im Handel angebotener Kissen. Prinzipiell ist festzustellen, daß in den meisten Fällen ein mittelgroßes, daunengefülltes, eher weiches, gut formbares Normalkissen die besten Dienste leistet. Es läßt sich individuell formen und bietet so die Möglichkeit, die Halswirbelsäule und den Kopf in Rücken- und Seitlage sowie in erwünschter Neutralhaltung zu unterstützen. Bei bestehenden Fehlformen der Wirbelsäule, wie z.B. starker Kyphosierung, insbesondere bei Senioren, muß darauf geachtet werden, daß mindestens zwei Kissen eine Retroflexionsstellung der Halswirbelsäule (Abkippen der Wirbelsäule nach hinten) verhindern (Schwindelzustände!).

Richtige Schlafstellung

Die Stellung, in der man sich am entspanntesten fühlt, und die man gewohnheitsgemäß einnimmt, entspricht der »richtigen Schlafstellung«.
In Bauchlage allerdings kommt es zum Ausrotieren der Halswirbelsäule in absoluter Endstellung, die eine massive Belastung bedeutet. Von ihr ist daher dringend abzuraten. Das Vermeiden der gewohnten Bauchlage kann nicht selten wirbelsäulenbedingte morgendliche Kopfschmerzen ohne weitere Behandlung beseitigen.

Keine Bauchlage!

Literatur

Anderson, B.: Stretching. Shelter Pl., Bobinsas/Cal., 1980

Berquet, K.H.: Sitzen und Haltungsschäden. Auswahl und Anpassung der Schulmöbel. Thieme, Stuttgart 1988

Eder, M., Tilscher, H.: Chirotherapie, 3. Aufl. Hippokrates, Stuttgart 1995

Eder, M., Tilscher, H.: Schmerzsyndrome der Wirbelsäule, 5. Aufl. Hippokrates, Stuttgart 1991

Eder, M., Tilscher, H.: Du und Deine Wirbelsäule, 4. Aufl. Maudrich, Wien 1991

Ehricht, H.G.: Die Wirbelsäule in der Sportmedizin. Barth, Leipzig 1978

Erdmann, H.: Die Schleuderverletzung der Halswirbelsäule. Die Wirbelsäule in Forschung und Praxis, Bd. 56, Hippokrates, Stuttgart 1973

Evjenth, O., Hamberg, J.: Muskeldehnung. Remed, Zug 1981

Frisch, H.: Programmierte Untersuchung des Bewegungsapparates, 4. Aufl. Springer, Berlin 1991

Gutmann, G.: Schulkopfschmerz und Kopfhaltung. Z. Orthopädie 105 (1968) 497–515

Helmreich, H.E.: Passive Entspannung. Haug, Heidelberg 1975

Höflich, S., Kaiser, P.J. (Hrsg.): Orthopädische Rückenschule interdisziplinär. Springer, Berlin 1992

Jacobson, E.: Progressive Relaxation. Univ. of Chicago Press 1938

Janda, V.: Muscle Function Testing. Butterworth, London 1983

Junghanns, H.: Die Wirbelsäule unter den Einflüssen des täglichen Lebens, der Freizeit, des Sportes. Die Wirbelsäule in Forschung und Praxis, Band 100. Hippokrates, Stuttgart 1986

Kaiser, P.J., Höfling, S.: Münchner Manual zur orthopädischen Rückenschule. Springer, Berlin 1990

Kapandji, J.A.: Funktionelle Anatomie. Enke, Stuttgart 1985

Kempf, H.D.: Die Rückenschule. Rowohlt, Reinbek 1992

Klein-Vogelbach, S.: Funktionelle Bewegungslehre. Rehabilitation und Prävention, Bd. 12, Springer, Berlin 1984

Klimt, F.: Körperliche Belastbarkeit und Leistungsfähigkeit im Schulkindalter. Österr. Z. f. Sportmedizin 20 (1990) 71–85

Landsiedl, F., Tilscher, H., Springer, F., Bogner, G.: Eine Feldstudie zum Problem »Lumbaler Schmerz«. Arbeitsmedizin, Sozialmedizin, Präventivmedizin 19 (1978) 661–664

Lewit, K.: Manuelle Medizin, 6. Aufl. Barth, Leipzig 1992

Nentwig, C.G., Krämer, J., Ullrich, C.-H.: Die Rückenschule. 2. Aufl. Enke, Stuttgart 1993

Paterson, J.K., Burn, L.: Back pain. Kluwer, Dordrecht 1990

Rauber, Kopsch: Anatomie des Menschen. Bd. I Bewegungsapparat. Hrsg. v. K.H. Leonhardt, B. Tillmann, G. Töndury, K. Zilles. 4 Bde. Thieme, Stuttgart 1987

Reinhardt, B.: Die stündliche Bewegungspause. Hippokrates, Stuttgart 1983

Reinhardt, B. (Hrsg.): Die orthopädische Rückenschule. ML, Uelzen 1991

Reinhardt, B.: Die große Rückenschule, 3. Aufl. Perimed, Nürnberg 1992

Rizzi, M.A.: Die menschliche Haltung und die Wirbelsäule. Die Wirbelsäule in Forschung und Praxis, Bd. 85, Hippokrates, Stuttgart 1979

Schobert, H.: Orthopädie des Sitzens. Springer, Berlin 1989

Tilscher, H.: Die Wirbelsäulenschule. L. Boltzmann Inst., VA Druck, Wien 1991

Tilscher, H., Eder, M.: Der Wirbelsäulenpatient. Springer, Berlin 1989

Tilscher, H., Eder, M. (Hrsg.): Der Kreuzschmerz im Wechsel der Lebensabschnitte. Hippokrates, Stuttgart 1991

Tilscher, H., Eder, M.: Klinik der Wirbelsäule. Hippokrates, Stuttgart 1993

Tilscher, H., Thomalske, G.: Rücken- und Kreuzschmerz. VCH, Weinheim 1990

Wiebern, K., Falkenberg, B.; Muskelfunktionsstatus. Thieme, Stuttgart 1991

Wolff, H.D.: Manuelle Medizin und ihre wissenschaftlichen Grundlagen. Verl. f. phys. Med., Heidelberg 1970

Bildnachweis

Die Abbildungen 1, 3, 4, 5, 6b, 10 und 31 sind entnommen aus *H. Junghanns:* Die Wirbelsäule unter den Einflüssen des täglichen Lebens, der Freizeit und des Sportes. Die Wirbelsäule in Forschung und Praxis. Band 100. Hippokrates, Stuttgart 1986.
Die Abbildung 2 wurde entnommen aus *Rauber/Kopsch:* Anatomie des Menschen.
Band I: Bewegungsapparat. Thieme, Stuttgart 1987

Sachverzeichnis